CW00505444

TABLE OF CONTENTS

DIETA CETOGÉNICA

La Guía Esencial para Perder Peso Rápidamente, Quemar Grasa y Ganar Salud en solo 7 Días + Plan de Comidas con Recetas Deliciosas y Rutina De Ejercicios!

Por Stella Waters

Legal & Disclaimer

The information contained in this book and its contents is not designed to replace or take the place of any form of medical or professional advice. It is not meant to replace the need for independent medical, financial, legal, or other professional advice or services, as may be required. The content and information in this book have been provided for educational and entertainment purposes only.

The content and information contained in this book have been compiled from sources deemed reliable, and it is accurate to the best of the Author's knowledge, information, and belief. However, the author cannot guarantee its accuracy and validity and cannot be held liable for any errors and omissions. Further, changes are periodically made to this book as and when needed.

Where appropriate and necessary, you must consult a professional (including but not limited to your doctor, attorney, financial advisor, or such other professional advisor) before using any of the suggested remedies, techniques, or information in this book.

Upon using the contents and information contained in this book, you agree to hold harmless the Author from and against any damages, costs, and expenses, including any legal fees potentially resulting from the application of any of the information provided by this book. This disclaimer applies to any loss, damages or injury caused by the use and application, whether directly or indirectly, of any advice or information presented, whether for breach of contract, tort, negligence, personal injury, criminal intent, or under any other cause of action.

You agree to accept all risks of using the information presented inside this book.

You agree that by continuing to read this book, where appropriate and necessary, you shall consult a professional (including but not limited to your doctor, attorney, or financial advisor or such other advisor as needed) before using any of the suggested remedies, techniques, or information in this book.

PRESENTACIÓN

Lamentablemente, la mayoría de las personas buscan hacer un cambio en los hábitos de vida solo cuando algún mal se aproxima. No somos capaces de buscar nuestro bien de forma natural, espontánea, previendo que podamos llegar a sufrir alguna consecuencia por haber actuado de forma negligente con nosotros mismos.

Increíblemente, este aspecto se da en prácticamente todas las áreas de nuestras vidas, y esto es a causa de no salir de nuestra zona de confort, ni por hacer algún sacrificio cuando en el momento no haya justificativo alguno.

Cuando nosotros tocamos el ámbito de la salud, esta no viene a ser la excepción, pues al parecer es más común ver este tipo de situaciones. Por poner un ejemplo, cuando nos damos cuenta que algún conocido nuestro no toma sus pastillas para la hipertención, a este no le parece ninguna urgencia y ni puede apreciar la magnitud de sus consecuencias, debido a que no ha pasado nunca por un mal rato en este sentido, sea por negligencia o por desconocimiento.

Si se llega a considerar la gran cantidad de enfermedades que trae consigo el exceso de peso y la grasa en el cuerpo humano, todos estaríamos dispuestos a realizar ese cambio en nuestras costumbres alimenticias. Resulta necesario realizar ese esfuerzo por evitar comer aquello que nos traerá consecuencias futuras negativas, sustituyendo los alimentos por aquellos que traen efectos positivos en nuestro cuerpo.

Actualmente se ha puesto muy de moda la dieta cetogénica, o dieta keto, motivado a que hay algunas celebridades que la han estado publicitando, hablando de sus bondades y sus grandiosos resultados.

La exposición que hoy te traigo, tiene que ver con una dieta que realmente tiene unas grandes ventajas sobre las demás, nada más por el hecho de partir con que no se debe hacer sacrificios al disminuir cantidades en nuestras raciones de comidas diarias.

Por lo tanto esos cambios de humor que llegan a presentar los practicantes de esos regímenes alimenticios, no tendrán cabida acá. Esto se debe a que las cantidades de alimentos en cada plato seguirán siendo las mismas para saciar el hambre.

Específicamente, la estrategia en la dieta cetogénica se basa en disminuir a su mínima expresión los carbohidratos, así como también resulta necesario fijar un control en la cantidad de proteínas, de la misma manera que se hace un incremento en el consumo de grasas naturales, ya que con esto lo que se busca es diseñar un cambio en el funcionamiento de nuestro organismo.

La misma debe realizarse con un estricto control por parte de un profesional de la salud especialista en el área, para evitar cualquier efecto contraproducente que pudiera llegar a surgir motivado a otras afecciones en el organismo de la persona que haya puesto en práctica dicho hábito alimenticio.

Con lo dicho anteriormente, no todos calificamos para poner en práctica la dieta cetogénica, sobre todo en aquellas que sufren diabetes, hipertensión o en mujeres en períodos de lactancia. También pueden entrar otras en esta calificación, por ejemplo, los que sufran alguna otra enfermedad que pueda llegar a complicarse con el tratamiento o con los efectos generados por esta.

Mi trabajo es presentarte cómo funciona dicho régimen alimenticio, y cuáles son sus efectos en nuestro cuerpo, con la finalidad de que seas tú quien haga una evaluación adaptada a los requerimientos y funcionamiento de tu organismo.

Existen factores que no pueden ser obviados, como lo es la diferencia en funcionamiento, entre un organismo y otro, ya que las exigencias a las que se somete cada cuerpo varía, siendo muchos los aspectos que llegan a influir en este sentido: desde nuestras actividades diarias, hasta nuestro ritmo de vida, sin antes pasar por nuestra condición económica, siendo muy importante esta última, y muchas veces ni se menciona.

Cuando se habla de la elaboración de un plan alimenticio, se llega a nombrar como enemigo la fuerza de voluntad o la rutina de cada quien, ahora yo menciono, ¿Cómo hace alguien con pocos recursos para aplicar una dieta que lo ayude a llevar una vida saludable? No todos disponemos de recursos para realizar una inversión en este sentido.

Ahora, yo te puedo decir que con la dieta cetogénica no existirá ese problema, debido a que todo lo que se consume son productos que en cualquier mercado se pueden encontrar, sin ningún gasto exagerado ni una inversión significativa que luego pueda llegar a afectar el presupuesto del interesado.

Por esta razón quiero que detalles cada planteamiento y contenido que hoy aquí te presento, con la finalidad de que puedas entender la importancia de elaborar un buen régimen de alimentación, el cual se adapte a nuestro ritmo de vida, causando la menor alteración en nuestros hábitos diarios.

CAPÍTULO 1.

PRINCIPIOS DE LA PÉRDIDA DE PESO Y EL IMPACTO DE LA DIETA CETOGÉNICA

L a pérdida de peso viene a ser un dolor de cabeza para la gran mayoría de las personas luego de haber pasado cierta edad, y esto se debe fundamentalmente a los cambios que llegan a ocurrir en nuestro metabolismo.

En la era actual que nosotros vivimos podemos apreciar que este problema se hace más notorio, y esto se debe a los grandes avances tecnológicos que llegan a modificar la producción de alimentos con el fin de aumentar los volúmenes en menor tiempo, cayendo en la elaboración de muchos procesos que llegan a causar cambios en los componentes de los alimentos que consumimos.

Aparte de tantos aspectos que pueden llegar a ser contraproducentes, existe el que hoy ponemos en tela de juicio, el del aumento de peso ocasionado por el consumo de alimentos muy procesados.

Por lo general, las dietas que están a la mano, llegan a implicar una gran cantidad de sacrificios para poder ver unos resultados satisfactorios. Esto no llega a suceder con la dieta que hoy estamos presentando, la dieta keto o cetogénica. Este tipo de dieta se caracteriza por realizar cambios en nuestros hábitos alimenticios sin llegar a alterar las cantidades de lo que comemos.

Esta dieta se fundamenta en cambiar el tipo de combustible con el que funciona nuestro cuerpo. Al usar únicamente la grasa para la energía que nosotros debemos utilizar para nuestro óptimo funcionamiento, estaremos disminuyendo nuestro peso corporal.

Ahora me toca detallar el porqué de tanta efectividad en este régimen de alimentación, en lo referente a la disminución de peso.

Cuerpos cetónicos

Precisamente el nombre de dieta cetogénica proviene del hecho de que esta produce cuerpos cetónicos como resultado de su implementación en nuestro organismo.

Nuestro funcionamiento corporal necesita disponer de algún componente que proporcione la energía suficiente para el funcionamiento normal del mismo. Según sea la exigencia del cuerpo, ese combustible debe ser almacenado para que todos nuestros órganos cumplan con las exigencias diarias.

Por lo general, en situaciones comunes con respecto a la alimentación, el organismo humano se sostiene con los hidratos de carbono y la glucosa. Estos provienen de la ingesta de carbohidratos y de los azúcares. Son los mismos que prácticamente llegamos a consumir en nuestras tres comidas diarias y en nuestras meriendas.

Cuando tomamos la opción de disminuir significativamente este tipo de compuestos en nuestro organismo, obligamos a que el mismo deba disponer de otra fuente de combustible, en este caso será la grasa. Claro, por cuestiones de salud, no puede ser cualquier tipo de grasa, tiene que ser la grasa de tipo saludable. Cuando nuestro cuerpo cambia su metabolismo al quemar las grasas para su funcionamiento, se estará generando la cetosis.

Este proceso, cetosis, se produce específicamente en el hígado, órgano encargado de procesar y transformar esa grasa que dispondrá para llegar a transformarla en cuerpos cetónicos. Se denomina a esta producción de energía Ciclo de Krebs. Aunque también debemos saber que cuando el organismo requiere aumentar la energía ha de utilizar cualquier componente que el mimo tenga a la mano y le sea más rápido.

Las moléculas que se forman pueden ser diversas, por ejemplo, el acetoacetil coenzima A, desde donde se van a originar la acetona, en forma de ácido acetoacético o ácido betahidroxibutírico, y esto es lo que llegamos a denominar cuerpos cetónicos. El organismo puede acceder a estos por medio de las grasas, con la misma facilidad que lo había venido haciendo con la glucosa.

Por qué es tan efectiva la dieta cetogénica en la pérdida de peso

Los resultados tan efectivos en cuanto a la pérdida

de peso proporcionada por la dieta cetogénica, se fundamenta en estos tres aspectos:

- Utiliza la grasa y la aprovecha de una manera rápida, al igual que como lo hace con la glucosa, en donde se llega a utilizar gran cantidad de grasa para la producción de energía.

- Con la dieta cetogénica no existe la posibilidad de acumulación de grasas ni de exceso de consumo de calorías, y esto es poque los niveles de carbohidrato, proteínas y grasas ya están preestablecidos y por ende controlados.

- La sensación de saciedad queda completamente regulada, esto debido a que con el régimen establecido se genera un funcionamiento que mantiene controlado al hambre, por lo que se mantiene una rutina que perfectamente se acopla a las cantidades necesarias para el buen funcionamiento de nuestro organismo, sin necesidad de variarlo.

Por estas razones es que se puede llegar a apreciar la

efectividad de la dieta cetogénica para reducir la obesidad y bajar de peso aun manteniendo las cantidades acostumbradas para cada comida.

Según ciertos análisis realizados por el Instituto de Epidemiologia de la Clínica de Basilea (Suiza) y por el laboratorio de nutrición experimental de la Universidad Federal de Alagoas (Brasil), se pudo concluir que lo menos que se puede lograr de una dieta cetogénica bien desarrollada es una pérdida de peso significativo.

Según otro metaanálisis realizado en esta ocasión por el *Instituto Boden de obesidad, nutrición, ejercicio y trastornos de la alimentación*, de la Universidad de Sidney, Australia, se llegó a determinar que efectivamente existía la disminución casi total de la sensación de hambre mientras se realiza este tipo de dieta.

Cuándo no se debe practicar la dieta cetogénica

Como ya es de nuestro conocimiento, la cetosis es un estado creado por nosotros mismos debido a que estamos suprimiendo la glucosa como combustible para sustituirlo por los cuerpos cetónicos.

15

Debido a que todos nuestros órganos necesitan esa energía para funcionar, cuando hay carencia de uno nuestro organismo recurre a otra vía para resolver ese déficit. En órganos vitales como el corazón y el cerebro, está claro que no se pueden llegar a comparar con cualquier músculo, por lo tanto, el hecho de que estos se queden sin la energía suficiente es una situación muy delicada.

Debido a que los cuerpos cetónicos son ácidos, estos tienden a bajar el PH de nuestra sangre, por lo tanto, estos niveles fuera de control también representan un problema si no se llegan a considerar como algo muy delicado al volver ácida la sangre. A este proceso se le denomina cetoacidosis. En este proceso se puede llegar a presentar síntomas significativos de malestar, de la misma manera que llegan a interferir en el funcionamiento metabólico de otros órganos.

La cetoacidosis presenta síntomas como: mareos, micción frecuente, debilitamiento muscular, malestar, dolor de cabeza, náuseas, entre otros. Esto es lo que ocurre con las personas que sufren de diabetes.

Debido a estas circunstancias, es necesario saber cuándo hacer la dieta cetogénica y cuando no, pues las condiciones no van a ser iguales para todos. Resulta primordial la ayuda de un profesional de la salud especialista en esta área, el cual mantenga un control sobre el comportamiento de nuestro organismo con los nuevos hábitos y la evaluación de nuestro proceso evolutivo con la aplicación de la dieta cetogénica.

Debido a que el cuerpo se mantiene en cetosis permanente con la alimentación que se ha implementado, se debe mantener una supervisión constante motivado a las posibles variaciones con respecto a las exigencias que nosotros podamos hacer de este, ya que no es lo mismo mantener una vida con poca actividad física y de pronto cambiar a una rutina específica de ejercicios.

Para cada situación debemos tener una respuesta a la mano, si no la tenemos, entonces debemos consultar con el profesional acorde con dicha situación.

Cuando se requiera hacer estos cambios en nuestro ritmo de vida, entonces la dieta cetogénica debe irse ajustando, evaluar los carbohidratos, proteínas y grasas, con la finalidad de darle la utilidad deseada sin poner en riesgo nuestra salud.

Para culminar este punto debemos aclarar que no se puede llegar a considerar aplicar la dieta cetogénica en el caso de las personas diabéticas ni con cualquier otro tipo de enfermedad que se asocie a cambios en el metabolismo. Todas las razones se expusieron anteriormente.

CAPÍTULO 2

UN SISTEMA SENCILLO QUE MUESTRA PASO A PASO CÓMO VOLVERSE CETOGÉNICO

Para que logres convertirte en cetogénico, debes fundamentalmente poder cumplir con este par de observaciones: saber en qué consiste la dieta Keto, y lo segundo es tener la disposición para hacerla. Esto te lo digo pues estos dos aspectos resultan fundamentales para que la dieta funcione en tu organismo.

Principalmente se puede fracasar por cualquier causa. Esto lo que quiere decir es que, mientras más conocimiento tengas sobre cómo influye la misma en nuestro organismo y de qué forma lo hace, mayor control tendrás sobre todo lo que debas evitar y lo que debes comenzar a consumir.

El tener fuerza de voluntad es indispensable, ya que no es fácil cambiar un hábito en nuestras vidas, es decir, nos tenemos que dar cuenta que hemos estado haciendo a lo largo de todo este tiempo algo que no nos convenía absolutamente para nada, y que era contraproducente para nuestra salud.

Ya con esta breve exposición, vamos a ver cuáles serían los pasos a ejecutar para poder comenzar a transformarnos en cetogénicos.

PASO 1. Conocimiento sobre lo que es la dieta cetogénica

Para comenzar a ejecutar cualquier plan, es lógico que debes conocer todos los detalles del mismo, saber de qué se trata y cuál es la razón de que se deba ejecutar. No podemos estar pensando en realizar bien esta dieta y de la misma manera que exista desconocimiento sobre el asunto.

Si queremos ejecutar bien todas las indicaciones, con los resultados esperados alcanzados, no podemos obviar absolutamente nada.

Comenzando por saber que nuestro cambio alimenticio se basa en bajar los carbohidratos a un 5%, las proteínas a un 20% y las grasas naturales a un 75%. Por lo tanto, se deben evitar todas aquellas comidas y bebidas con altos contenidos de calorías, de ahí es donde vendrá inicialmente la fuerza de voluntad para sacar de nuestros alimentos la comida chatarra y los dulces, para luego continuar con los demás.

PASO 2. Debes conocer los alimentos

Existe mucho desconocimiento acerca de lo que se puede comer y lo que no se debe comer. Pues la gente, por lo general, tiene el concepto erróneo de que cualquier fruta es buena al igual que los vegetales. Esto no es del todo cierto, menos en la dieta cetogénica.

Si por algún concepto errado o creencia consumes alimentos que contengan carbohidratos, entonces estarías evitando que tu organismo disponga de las grasas para formar los cuerpos geogénicos, por lo tanto, los demás sacrificios que estuvieras haciendo se llegarían a perder.

PASO 3. Cómo controlar tu cuerpo

Cuando comiences a transformar tu cuerpo a un

estado cetogénico, debes saber que este cambio va a traer consigo ciertos trastornos en su funcionamiento, por lo tanto, es muy normal que llegues a sentir cierto malestar cuando te encuentres en esta etapa de transición.

Lo primordial es que estés consciente de lo que va a ocurrir y los beneficios que obtendrás con este cambio en tu vida, así no llegarás a ceder ante las tentaciones de volver a tu ritmo alimenticio anterior.

Cuando tu cuerpo comience a utilizar la última reserva, correspondiente a los carbohidratos existentes en tu organismo, van a ocurrir esos estados donde llegarás a sentir los efectos de las pérdidas de minerales y electrolitos; es aquí cuando debes buscar complementar esos déficits. Los síntomas van a ser algo parecido a un catarro, con un malestar similar.

Es en este momento cuando debes compensar aquello que se va perdiendo. Lo más recomendable es el uso de sal marina para tus comidas, las sopas de hueso de res, la ingesta de magnesio, tomar mucho líquido, así como el consumir mucha grasa natural o saludable. También se debe tomar en consideración que lo mejor es evitar la actividad física mientras nuestro cuerpo se adapta a la nueva situación.

PASO 4. Debes planear menús fáciles de hacer

Todo inicio siempre es difícil, sobre todo si consideramos el tiempo que teníamos nosotros con unos hábitos alimenticios arraigados, y que ahora es indispensable llegar a cambiar. Por esta razón, lo que debes tener muy en cuenta es el hecho de que la atracción a aquellos alimentos prohibidos va a ser grande, por lo tanto, debemos facilitarnos las cosas en todos los sentidos.

Para comenzar, se debe elaborar un plan de comidas, donde podamos ver cada día de la semana su correspondiente menú, así será mucho más fácil disciplinar nuestra mente y cuerpo. Entre los alimentos que sean acordes para cumplir con el régimen alimenticio, es necesario ubicar cada comida en su respectivo lugar, respetando los porcentajes correspondientes según si es carbohidrato, proteína o grasa saludable.

CAPÍTULO 3
BENEFICIOS DE LA DIETA
CETOGÉNICA

C omo anteriormente señalé, la dieta cetogénica es aquella donde se disminuye casi por completo el consumo de carbohidratos, exactamente un 5%, con la finalidad de provocar un cambio en el funcionamiento de nuestro organismo, el cual se activará a nuestro favor.

Para que se comprenda fácilmente en donde se fundamenta su principio, este tiene que ver en las fuentes energéticas del funcionamiento de nuestro cuerpo. La energía que nosotros utilizamos, proviene de dos fuentes, de la glucosa y de las grasas. La glucosa a su vez es el producto de todos aquellos carbohidratos que nosotros llegamos a consumir en sus distintas formas.

Prácticamente nuestro organismo se mantiene activo con el resultado del proceso de estos alimentos. Como estamos consumiendo carbohidratos en exceso, nosotros llegamos a mantener nuestro funcionamiento solo con ese combustible ¿Qué pasa entonces con la grasa?

Lo que sucede con todo ese excedente de alimentos que no fueron utilizados y se mantienen en nuestros organismos en forma de grasa, se almacenan en nuestro cuerpo, en aquellas zonas que suelen ser más susceptibles para realizar este tipo de retención, como por ejemplo el abdomen.

La dieta cetogénica precisamente lo que hace es, al disminuir el consumo de carbohidratos, cerrar esa fuente de energía y habilitar la otra, la de las grasas, con la finalidad de que, a través de una alimentación controlada, logremos la transformación de nuestros alimentos en cetonas, los cuales nos van a proveer de esa vitalidad necesaria para nuestro buen funcionamiento orgánico.

Si llegamos a analizar los diferentes tipos de dietas cetogénicas, según la aplicación que se le dé, podemos mencionar las siguientes:

- Dieta cetogénica estándar. Este es el más utilizado, y el mismo tiene las características de disminuir los carbohidratos a un 5%, las proteínas a un 20% y las grasas a un 75%.

- Dieta cetogénica cíclica. En esta metodología, se llega a proporcionar un poco más de carbohidratos, solo en algunos períodos, los cuales se harán basados en una planificación previa, como por ejemplo, se mantiene la dieta estándar 5 días a la semana y los otros dos, se realiza un aumento en estas cantidades.

- Dieta cetogénica adaptada. En estos casos se llega a aumentar el consumo de carbohidratos únicamente en aquellos días que así sean determinados, o sea, donde la actividad física sea mucho mayor, motivada a alguna rutina de ejercitación muscular.

- Dieta cetogénica alta en proteínas. Este régimen alimenticio se basa en una dieta cetogénica estándar, haciéndole la modificación en el aumento de las proteínas. Se mantienen los carbohidratos en un 5% y se aumentan las proteínas a un 35%, fijando de esta manera las grasas en un 60%.

En esta exposición, me enfocaré únicamente en la dieta cetogénica estándar, ya que es la que regularmente se aplica. Las otras requieren una mayor supervisión por parte de especialistas de la salud en el área y estas se adaptan a situaciones muy específicas de aquellos que deciden ponerlas en práctica.

Una de las grandes ventajas de este tipo de dieta es la de que por completo se elimina la ansiedad por hambre. Debido a que las raciones habituales se siguen manteniendo, lo que se llega a modificar es el tipo de comida.

¿Cuál es la respuesta de una dieta cetogénica por parte de nuestro organismo?

Cuando este hábito alimenticio se llegue a formar como costumbre, debemos saber que nuestro cuerpo comenzará a utilizar todas esas grasas que antes se acumulaban, esas que causaban los inconvenientes ya conocidos, como lo es la obesidad y las demás enfermedades que provienen de esta condición.

La dieta cetogénica te hace perder peso. Debido a que ya no vas a almacenar grasa en tu cuerpo, estarás quemando todo aquello que no sea músculo. Aparte de que la misma llega a proporcionar otros beneficios a nivel del funcionamiento del organismo, como lo son:

Regula los niveles de insulina

Debido a que cuando hay carencia de un buen control en la alimentación, se consume prácticamente de todo, fundamentalmente carbohidratos y comidas cargadas de azúcar refinada, por lo tanto, el páncreas, que es el órgano encargado de controlar dicha situación, debe estar constantemente generando insulina, con la finalidad de poder procesar toda esa glucosa dentro de nuestro organismo.

Al elevar su funcionamiento al máximo, este se ve obligado a trabajar forzado, es motivado a esta situación en donde se llega a generar la resistencia a la insulina, generando la diabetes.

Esto no llega a ocurrir con este régimen de

alimentación, debido a que como no existe esa cantidad de carbohidratos en nuestro organismo, todos los alimentos serán procesados con un funcionamiento normal de los órganos involucrados.

Reducción de grasa corporal

Debido a que este procedimiento se enfoca en la utilización de la grasa como mecanismo para crear las cetonas, las cuales activarán el funcionamiento de nuestro organismo, nosotros estaremos quemando toda aquella grasa que esté disponible. Por lo tanto, es garantía que al comenzar con este estilo de alimentación, se comience a disminuir en peso y a reducir la obesidad de forma constante.

La masa muscular se mantendrá intacta, la misma estará creciendo a medida que vayamos combinando esta rutina con la práctica de actividades físicas, acordes con nuestra condición.

También se debe considerar que esta dieta esta caracterizada por el aumento en la sensación de saciedad, evitando así las comidas hechas sin control alguno.

Al existir reducción en la grasa de nuestro cuerpo, estaremos de la misma forma contribuyendo a que se incremente la movilidad osteoarticular, mejorando así la protección realizada por los músculos al sistema óseo.

Produce un efecto anti envejecimiento

Cuando el organismo se dedica a producir células nuevas en vez de reparar las ya existentes, se genera un proceso de envejecimiento en el cuerpo, esto se debe a que se producen muchos desechos tóxicos.

Todo esto ocurre con el gran trastorno generado por la ingesta de alimentos con altos contenidos calóricos, al tener en nuestro torrente sanguíneo tanta azúcar, se sigue generando insulina, con la consecuencia de causar un aceleramiento constante en nuestro metabolismo. Esas alteraciones bruscas en los niveles de insulina lo que llegan a causar es este mal funcionamiento de nuestros órganos, reflejándose en nuestro proceso de envejecimiento.

Cuando realizamos un régimen de comidas, basado en la dieta cetogénica, no tendremos esos incrementos de glucosa en nuestro cuerpo, por lo tanto, esas consecuencias no las llegaremos a padecer.

Mejoramiento del sistema inmunológico

Entre los efectos de la dieta cetogénica en nuestro cuerpo, tenemos el mejoramiento en nuestro sistema inmunológico, debido a que aumenta la producción de enzimas antioxidantes como la catalasa y el glutatión, las cuales contribuyen a disminuir los procesos inflamatorios así como el estrés oxidativo, los cuales provienen precisamente de esa gran cantidad de malos hábitos alimenticios, donde se da cabida al gran consumo de grasas saturadas, azúcares refinadas y alimentos procesados.

Esta respuesta favorable al funcionamiento de nuestro organismo también trae adicionalmente el mejoramiento de nuestra piel, la cual viene a representar más juventud, dándole un buen nivel de elasticidad de la misma forma que le proporciona componentes para contrarrestar los efectos negativos del medio ambiente.

Mejoramiento en el proceso cognitivo

Debido a que la cetosis es un proceso que activa de una manera muy eficiente la energía en nuestro cerebro, este efecto produce una mejoría en nuestros niveles de concentración, de la misma forma que produce disminución en el agotamiento mental.

Todo este proceso se genera debido a que los cuerpos cetónicos fluyen fácilmente a través de todos los conectores celulares neuronales, facilitando de esta manera su buen funcionamiento, llegando inclusive a causar un incremento en el mismo a medida que se vaya estableciendo este régimen de alimentación.

Según algunas investigaciones, también se ha podido comprobar que cuando nuestro sistema nervioso utiliza como medio energético los cuerpos cetónicos, con el transcurrir del tiempo el mismo se verá protegido de llegar a sufrir enfermedades neurodegenerativas, esto debido a que los daños ocasionados en el cerebro, por el transcurrir del tiempo, se verán disminuidos.

Disminución de riesgos de sufrir cáncer

Cuando en un organismo de un ser humano se presenta gran cantidad de glucosa, se crea un sistema muy propicio para la formación de tumores cancerígenos. Este efecto fue demostrado por el científico Otto Warburg en la década de los años 30. Es por esta razón que cuando el medio energético en una persona es a través de cuerpos cetónicos, se disminuyen significativamente las probabilidades de la creación de este tipo de malformaciones en nuestro organismo.

Puede ser que exista algún tipo de desconocimiento en este sentido, pero cuando nos dedicamos a regirnos por una dieta cetogénica, estaremos de la misma manera suministrándole al cuerpo alimentos que nos van a ayudar a disminuir las probabilidades de contraer cáncer. Todo esto como resultado de haber disminuido en gran manera el consumo de carbohidratos.

Debido a que las células cancerígenas no pueden alimentarse de cuerpos cetónicos su crecimiento se ve afectado, a tal punto que pueden llegar a eliminarse por completo. Esta es una de las grandes respuestas que da a nuestro cuerpo el practicar este tipo de alimentación.

Optimiza el funcionamiento metabólico

Al nosotros hacer uso de la glucosa como medio de energía, no tendremos la necesidad de utilizar ni oxígeno ni las mitocondrias de las células, por lo tanto, se llega a correr el riesgo de una atrofia de estas últimas, junto a las consecuencias que este efecto traerá consigo.

Cuando existe un comportamiento deficiente en el funcionamiento de las mitocondrias, este va a ser reflejado en nuestro metabolismo, de tal forma que se hace algo imprescindible el llegar a adoptar este tipo de régimen alimentario, si queremos mantener un buen funcionamiento de todo nuestro organismo.

Si llegamos a apreciar que estaremos disminuyendo la glucosa en nuestro sistema circulatorio, todo funcionamiento vinculado al mismo vendrá a mostrar signos de una optimización significativa en todos sus resultados.

Genera mejoramiento emocional

Por el solo hecho de estar disminuyendo

significativamente el consumo de carbohidratos, debemos saber que estaremos contribuyendo a efectos beneficiosos dentro de nosotros mismos. Una de estas respuestas de nuestro organismo viene a ser una mejora en el humor.

Si llegamos a tomar en cuenta que por el solo hecho de estar constantemente sintiendo ansiedad por comer, esto genera un malestar de ánimo, y muchas veces decaimiento, sin ninguna razón aparente, cuando no hemos saciado el hambre.

Como no existe la saciedad, o porque cuando aparece es por muy corto tiempo, no habrá concentración en cualquier actividad que se realice, el único enfoque será en función de la necesidad que reclama nuestro cuerpo: la comida. La adicción que se llega a crear con respecto a la glucosa, la cual es hecha en cantidades abundantes, generalmente llega a formar un estado desequilibrado de emociones, precisamente fundamentado en las variaciones notables a nivel de energía en nuestro cuerpo.

Incremento en nuestro rendimiento físico

Cuando el cuerpo no tiene dependencia alguna de la glucosa, este es capaz de utilizar otro medio para obtener los mismos resultados. Al momento de realizar actividades físicas y poder utilizar la grasa existente en el cuerpo como combustible para poder cumplir con dicha exigencia, estaremos marcando la diferencia necesaria para poder generar un mejor funcionamiento del organismo, así como también estaríamos aumentando nuestro rendimiento.

Esto se ha comprobado, ya que el mecanismo utilizado por nuestro cerebro es el de bloquear el funcionamiento muscular cuando logra apreciar un déficit en los niveles de glucosa, haciendo referencia a aquellos organismos en condiciones normales, limitando de esta forma la continuidad de las actividades físicas. En esta situación se reserva la poca energía para una situación de emergencia.

Una forma saludable de quemar grasa y no recuperarla de verdad

Una de las grandes preocupaciones que existe es qué

hacer luego de haber alcanzado el peso ideal. Es acá donde surge una gran serie de interrogantes, las cuales te responderé aquí.

Cuando nosotros nos dedicamos a hacer un esfuerzo por perder peso, es porque sentimos una gran preocupación, debido a que esos kilos de más son significativos y es algo que nos está llevando a la obesidad.

Cuando damos respuesta a esta situación a través de la implementación de una dieta cetogénica, debemos también tener la respuesta de cómo hacer para mantener nuestro peso alcanzado. El planteamiento viene a ser que debemos ubicarnos en el nivel de hidratos necesarios para nuestro funcionamiento. El cual va a variar según nuestra edad, sexo, actividades físicas, etc.

Una cantidad de 100 g de hidratos diarios es lo común, sin embargo, en otros casos, en personas con algún tipo de diabetes no debe pasar de 50 g.

Otro aspecto a considerar es que debemos enfocarnos en familiarizarnos al consumo de grasa, pues muchas veces por tradición, o debido a conceptos erróneamente aprendidos, lo tomamos como algo negativo. Consumir grasa saludable debe estar por el orden del 75% en nuestras comidas, para mantener el equilibrio.

Igual que con la grasa también puedes llegar a manejar algunas creencias equivocadas con respecto a las proteínas, como por ejemplo el creer que al aumentar dicho consumo estaremos optimizando algún tipo de rendimiento en nuestro cuerpo. Eso es falso, ya que si no se busca mantener los niveles especificados, correremos el riesgo de sufrir algunas respuestas indeseadas.

Cuando el consumo de proteínas excede el 30%, puede llegar a producir malestar y decaimiento, comenzando por incrementar los valores de urea/nitrógeno en la sangre.

En base a todo lo expuesto, solo con saber cuál es nuestra cantidad de hidratos diarios que debemos consumir, sin caer en exceso, estaríamos garantizando mantener los resultados obtenidos gracias a la implementación de la dieta cetogénica y por ende el control en nuestro peso.

Reducción del azúcar en la sangre y la presión arterial

Cuando nosotros estemos llevando a cabo esta dieta cetogénica, directamente estaríamos ejerciendo influencia sobre la cantidad de azúcar ingerida debido al control estricto en todos los alimentos implementados en nuestras comidas.

Los niveles de glucosa en nuestra sangre van a verse minimizados a tal punto que no existirá riesgo alguno de llegar a tener diabetes en el futuro. De la misma manera la sensibilidad a la insulina mantendrá un nivel acorde con el funcionamiento normal de nuestro organismo.

Debido a que mantendremos estable la sensibilidad a la insulina, esto también afectará de manera positiva la presión arterial, motivado a que los aumentos en esta hormona se reflejan en hipertensión en la persona que presente esta condición.

La dieta cetogénica también llega a incrementar el funcionamiento de la enzima glutatión peroxidada, la cual es identificada como una de gran actividad antioxidante en las mitocondrias. Factor que contribuye a disminuir el riesgo de enfermedades neurodegenerativas así como de hipertensión.

La verdad sobre tu nivel de colesterol

Cuando nosotros tengamos en práctica un régimen de alimentación baja en carbohidratos, como la dieta cetogénica, la misma va a generar un aumento del colesterol HDL, el cual es beneficioso cuando se mantenga sobre los 39 mg/dl. Este es el encargado de transportar todo el colesterol existente en nuestro organismo al hígado con la finalidad de que sea procesado y eliminado.

El colesterol HDL se denomina bueno, debido a que se encarga de limpiar a nuestro cuerpo de ese tipo de elemento.

CAPÍTULO 4
¿POR QUÉ QUIERES SER CETOGÉNICO?

Después de leer y analizar las diferentes dietas que en la actualidad existen, se consideraron que los beneficios que ofrece la cetosis son muy gratificantes, tanto con la energía sostenible en el tiempo como para la reducción del estrés, ya que ayudan a reducir la aparición de muchas enfermedades, a controlarlas y a obtener mejorías con el cáncer y la epilepsia.

Son tantos los beneficios conocidos y demostrados de estar en cetosis nutricional, que cada día son más y más las personas que se encuentran interesadas en esta dieta. Tanto así, que personas de mucho dinero insisten en obtener información al respecto porque desean cambiar su dieta nutricional y obtener estos buenos resultados.

En cuanto al control de las crisis epilépticas que le

pueden ocurrir a algunas personas, entre ellas niños, se comprobó que mantenerse en cetosis con la dieta cetogénica clásica o con la menos estricta, tendrá un efecto probado para poder llegar a controlar esta enfermedad, tanto en niños como en adultos que no responden a la medicación antiepiléptica común.

Las dietas cetogénicas se han usado con éxito desde hace décadas en el tratamiento de la epilepsia infantil, sin tener efectos secundarios. Pero no termina aquí, la dieta cetogénica se está estudiando para el tratamiento de las enfermedades de Parkinson y Alzheimer, ya que los cuerpos cetónicos tienen efectos neuroprotectores.

Con relación a la diabetes y la llamada prediabetes (aunque a algunos médicos no les agrade este último término) se dice que en el caso de las personas que presenten estas condiciones, si se encuentran realizando la dieta, tal cual como se indica, puede ayudar a normalizar tanto la glicemia como la reacción a la insulina potencialmente permitiendo que se pueda dejar la medicación para la enfermedad.

Existen varios casos de control del cáncer cerebral

con esta famosa dieta donde algunas personas dan su testimonio como es el caso de un joven del Reino Unido de 28 años de edad, donde está totalmente de acuerdo con el estilo de vida cetogénico ya que agradece a esta dieta haberle salvado la vida. Él atribuye a sus tres años comiendo de forma cetogénica estricta la reducción del tumor.

Si hacemos una comparación con las dietas que son bajas en grasas, las dietas cetogénicas superan todos los indicadores que determinan el riesgo de padecer enfermedades cardiovasculares. En estos estudios realizados se controlaron y se comprobaron que mejoraba el perfil de colesterol, es decir, sabiendo que a mayor porcentaje del colesterol "bueno" HDL y LDL-C, también bajaban los triglicéridos y descendía la presión arterial.

Puede ayudar a mejorar el síndrome de ovario poliquístico (SOP) y problemas de fertilidad al evitar los picos de insulina mientras siguen un estilo de vida cetogénico. Las mujeres con SOP informan una reversión del aumento de las hormonas andrógenos, específicamente la testosterona, lo que reduce los síntomas de SOP y aumenta la fertilidad.

Hay prometedores estudios preliminares que parecen indicar que la cetosis puede ser beneficiosa para muchas otras enfermedades. Aunque se necesitan más estudios de buena calidad para confirmar tales efectos, una gran parte de las investigaciones que se han iniciado dan esperanza a muchas personas para poder cumplir sus propósitos de los beneficios ofrecidos.

Referente a las enfermedades podemos concluir que, aunque en el campo de la nutrición hay muchos aspectos que están todavía por validar, muy pocos han sido tan probados como los beneficios de las dietas bajas en carbohidratos para el cumplimiento de los tratamientos de enfermedades.

La regulación del apetito es una de las primeras cosas que la gente quiere experimentar con la constancia. Cuando están llevando una vida en cetosis, ya no tienen hambre a todas horas, por lo cual esto hace más atractiva esta dieta. De hecho, las investigaciones han mostrado que estar en cetosis reduce el apetito.

Se analizó un estudios realizado a las personas que habían adelgazado siguiendo una dieta cetogénica durante ocho semanas y después se sugirió que incluyeran pequeñas cantidades de carbohidratos. Después de ello informaron que la "hormona del hambre" se había reducido en aquellas personas que habían permanecido en cetosis, mientras que las personas que ya no quisieron continuar con la dieta tuvieron niveles más altos de grelina.

La pérdida de peso es uno de los beneficios más llamativos, por lo que las personas quieren ser cetogénicos. Se dice que muchas personas comen mucho menos de forma automática cuando se limitan con el consumo de los carbohidratos y tienen permitido comer tanta grasa y proteína como necesiten para saciarse. Debido a que las dietas cetogénicas producen la pérdida del apetito y por lo tanto reduce los niveles de insulina haciendo que aumente la quema de grasa, no es sorpresa que hayan mostrado que son más efectivas que otras dietas para bajar de peso.

Una dieta cetogénica podría ser una alternativa interesante para tratar ciertas afecciones, y puede acelerar la pérdida de peso.

La recomendación principal es siempre consultar a tu médico o un especialista antes de iniciar una dieta o un plan de pérdida de peso porque hay muchos factores importantes que deben considerarse para tu salud y el bienestar de cada persona.

Muchos se preguntan: ¿Por qué los deportistas quieren ser cetogénicos?, resulta que esta dieta mejora potencial del rendimiento deportivo debido a que la cetosis puede suministrar una administración de energía muy duradera durante el ejercicio constante, tanto en deportistas de alto nivel como en deportistas aficionados.

Además de querer ser un cetogénico por todos los beneficios anteriormente mencionados, se suma un análisis recientemente del ***British Journal or Nutrition,*** donde revisó 13 estudios aleatorios controlados y llegando a la conclusión de que la mayoría de las personas con un cumplimiento constantemente de la dieta baja en carbohidratos, arrojaron una mayor pérdida de peso que aquellos que no cumplían las restricciones de las grasas, y además mejoraron su salud y redujeron su riesgo de enfermedades cardiovasculares.

Así que de esta manera, la dieta cetogénica mejora nuestro sistema inmunológico de varias maneras significativas, retrasando el envejecimiento, minimizando daños neuronales y reduciendo la posibilidad de desarrollar enfermedades e infecciones.

CAPÍTULO 5
EXPECTATIVAS DURANTE LA TRANSFORMACIÓN A CETOGÉNICO.

La cetosis es un estado de adaptación que permitió a nuestros antepasados sobrevivir a la escasez temporal de alimentos. Los defensores de la dieta cetogénica apoyan que deberíamos tratar de mantenernos en un estado permanente de cetosis.

Es una excitante expectativa para el tratamiento de distintas cuestiones de salud. Cuando se asume de forma adecuada, la dieta cetogénica puede ser una herramienta útil para tratar la obesidad siempre que la persona se encuentre en las manos de un médico.

La pérdida de peso es el principal problema y la razón por la que gran cantidad de personas, usan la dieta cetogénica. No es fácil seguir esta clase de dieta, porque no es sencillo seguirla durante suficiente tiempo. La dieta que mejor funciona para adelgazar, es aquella que mantiene durante más tiempo a sus usuarios practicándola. Parece que hay pocas dudas de que en muy corto plazo las dietas cetogénicas son efectivas para perder peso.

La dieta cetogénica es alta en grasas y proteínas, y baja en carbohidratos. Dado que es muy restrictiva, es compleja de seguir a largo plazo, para algunos. Al principio algunos pacientes pueden sentirse un poco cansados, mientras que otros pueden tener mal aliento, náuseas, vómitos, estreñimiento y problemas de sueño. Existe el miedo a fracasar en la dieta. La recomendación clave es siempre consultar con tu médico o un especialista antes de iniciar en un nuevo régimen alimenticio.

Una de las principales expectativas dicta que la sal es peligrosa para la salud, por lo que las dietas bajas en carbohidratos no tienen por qué ser más altas en sal que otras dietas, aunque a menudo se recomienda aumentar la ingesta de sal cuando se empieza la dieta para reducir el riesgo de efectos secundarios.

Existen interrogantes como que la grasa saturada me tapará las arterias y me causará un infarto. A lo cual responden que "No". Este es probablemente el mayor mito sobre nutrición de las últimas décadas. No tengas miedo a la grasa.

Una de las preguntas que más hacen es si una dieta baja en carbohidratos causa niveles elevados de colesterol, donde los expertos explican que las dietas bajas en carbohidratos suelen mejorar el perfil de colesterol, aumentando niveles de HDL, el colesterol "bueno", y reduciendo los niveles de los nocivos triglicéridos.

Es cierto que mi cerebro no necesita carbohidratos, no hace falta. Al seguir una dieta baja en hidratos de carbono o cetogénica, el cerebro se puede alimentar principalmente con grasas. Las grasas se convierten en cetonas en el hígado y estas se utilizan como energía por el cerebro.

La alimentación baja en carbohidratos es dañina para el medio ambiente. Esto es falso. Es un concepto erróneo el pensar que seguir una dieta cetogénica o baja en carbohidratos requiera del consumo de muchas proteínas, incluida la carne, volviéndose así perjudicial para el medio ambiente.

Algunas personas se preguntan si la dieta baja en carbohidratos puede dañar los riñones. Esto es muy improbable. Muchas personas siguen creyendo que una dieta baja en carbohidratos tiene que ser muy alta en proteínas, lo cual podría poner una presión excesiva en los riñones.

Una dieta baja en carbohidratos puede causar depresión. Esto es improbable. Sin embargo, durante la primera o dos primeras semanas de una alimentación cetogénica, es común experimentar síntomas similares a los de la depresión (como letargo, cansancio, irritabilidad y dificultades para concentrarse).

La dieta baja en carbohidratos puede dañar la tiroides. Esto es falso. Si sigues una dieta baja en carbohidratos bien formulada donde reemplazas los carbohidratos con un mayor consumo de grasas saludables, es poco probable que afecte la tiroides de forma negativa.

Es cierto que la dieta cetogénica es perjudicial para el ejercicio. Una alimentación keto puede ser buena, mala, neutra o incluso increíble para el ejercicio. Depende de cómo se haga. Durante las primeras semanas cuando cambias de una dieta alta en carbohidratos a una dieta cetogénica, es probable que tu capacidad en el gimnasio se reduzca.

¿Se me caerá el cabello? El adelgazamiento del cabello puede ocurrir por muchas razones diferentes, incluido cualquier cambio considerable en la alimentación. Es especialmente común cuando se restringen las calorías de forma severa (p.ej. las dietas de inanición y las de reemplazo de comidas) pero puede ocurrir ocasionalmente en una dieta cetogénica.

Para la flora intestinal una alimentación cetogénica es perjudicial. Eso no se ha comprobado. Actualmente se están realizando muchas investigaciones sobre la flora intestinal. Probablemente lo mejor que puedes hacer por tu flora intestinal es abstenerte de azúcares refinados y simples, e intentar no usar antibióticos a menos que realmente debas hacerlo.

Podrías estreñirte en la dieta cetogénica. Sí puede ser. El estreñimiento es un posible efecto secundario, especialmente la primera vez que sigas una alimentación keto, porque puede ser que tu sistema digestivo necesite tiempo para adaptarse.

CAPITULO 6.

¿CUÁLES ALIMENTOS SON INDISPENSABLES PARA EL ÉXITO CETOGÉNICO?

La dieta cetogénica es una excelente herramienta para quemar grasas, durante el desarrollo de este régimen de alimentación, se deben consumir muy pocos carbohidratos, realizar una ingesta moderada de proteínas y consumir una gran cantidad de grasas. Generalmente esta dieta contiene un 70% de grasas, un 25% de proteínas y tan solo un 5% de carbohidratos, lo más importante es que la persona reciba el aporte calórico necesario para cubrir con todas las funciones del organismo y continuar con sus actividades rutinarias.

Esta dieta te permitirá mantenerte saludable, alimentarte adecuadamente y perder peso, si la realizas de manera adecuada. Su éxito consiste en evitar aquellos alimentos que tengan demasiados carbohidratos y consumir los que sean ricos en grasas saludables. Es importante resaltar tres factores que debes tener en cuenta: Todos los alimentos contienen algo de carbohidratos, no todos los alimentos contienen grasas saludables y los alimentos que consumimos también nos aportan micronutrientes esenciales, es por ello que un alimento cetogénico será aquel cuya composición sea pobre en carbohidrato, rico en grasas saludables y le aporte todos los micronutrientes esenciales.

Alimentos cetogénicos

A continuación, te presentaremos una serie de alimentos que están permitidos durante el desarrollo de la dieta cetogénica:

Grasas: Las grasas representan la mayoría de tus calorías, estos alimentos le aportaran a tu organismo las grasas saludables que necesita.

Pescados y Mariscos: Se recomienda especialmente pescados grasos como el salmón, aunque dentro de esta categoría todos son excelentes.

Carnes: Las carnes no procesadas son bajas en

carbohidratos y se adecuan perfectamente a la dieta cetogénica, es uno de los alimentos básicos en la dieta, sin embargo no es el principal ya que se trata de un plan de alimentación rico en grasas y no en proteínas, se recomienda consumir carne en cortes magros.

Lácteos altos en grasas: Estos deben ser consumidos con moderación y que sean enteros, ya que los descremados contienen grandes cantidades de azúcares añadidos.

Chocolate negro y cacao en polvo: Aporta gran cantidad de beneficios a la salud debido a que posee más de 50 nutrientes y sus componentes bioactivos como los polifenoles contienen propiedades antioxidantes, antiinflamatorios y antidepresivos que nos aporta energía y ayuda a disminuir la presión arterial y mejorar la circulación. Por ello, la ingesta de chocolate puro o negro, con más de 70 % de cacao, es un gran antiinflamatorio y cetogénico natural que te brindará muchos beneficios.

Aceitunas: Proporciona al organismo los mismos beneficios que el aceite de oliva.

Aceite de coco: Tiene unas propiedades únicas, fortalece el sistema inmune, mejora los niveles de colesterol, ofrece una sensación de saciedad al organismo y por estas razones es muy recomendado para esta dieta.

Frutos Secos: Estos aportan al organismo magnesio, fósforo, potasio, hierro, calcio, son ricos en fibra, tienen propiedades antioxidantes, también son ricos en grasas saludables y aportan proteína vegetal.

Café: Se recomiendan sin azúcar, y para obtener mejores resultados se puede agregar aceite de coco o manteca.

Aceite de oliva: Posee propiedades antibacterianas, mejora la salud intestinal, previene el cáncer y proporciona beneficios significativos para el corazón. Destacado por su alto contenido en vitamina E y vitamina K, como también de grasas monoinsaturadas saludables, siendo la más abundante el ácido oleico.

Agua: La hidratación es indispensable en cualquier plan de alimentación, por lo tanto se recomienda consumir toda la que quieras.

Té o infusiones: En este plan de alimentación se recomienda tomar té negro, té de menta, té de naranja, té verde o de hierbas sin azúcar.

Huevos: Es un ingrediente primordial en este plan de alimentación puede ser consumido a tu preferencia, y se recomienda en todas sus formas ya que no hay una mejor que otra.

Lista de alimentos cetogénicos

A continuación, te presento un listado de cuáles son los alimentos recomendados para su consumo durante el plan de alimentación en la dieta cetogénica. Es importante acotar que el éxito de todo plan alimenticio dependerá de cómo tú lo sigas al pie de la letra, sin cometer excesos ni abusos al consumir alimentos no permitidos. Es por esta razón que te mostraremos la lista de los productos que puedes adquirir en los supermercados para iniciar tu dieta.

- Aguacates.

- Aceite de oliva extra virgen.

- Aceite de coco.

- Aceitunas.

- Alcaparras.

- Huevos

- Aceite de nueces.

- Frutos secos (nueces, avellanas y almendras).

- Semilla de linaza.

- Semillas de sésamo.

- Semillas de chía.

- Semillas de calabaza.

- Manteca.

- Mantequilla (orgánica proveniente de vacas alimentadas con pasto).

- Salmón.

- Salmón ahumado.

- Sardina.

- Atún.

- Trucha

- Boquerones.

- Caballa.

- Cazón.

- Carne de res (cortes magros).

- Carne de cerdo.

- Mantequilla de frutos secos.

- Carnes de órganos.

- Aves de corral.

- Limón.

- Moras.

- Arándanos.

- Fresas.

- Ciruelas.

- Frambuesas.

- Tomate.

- Brócoli.

- Espinacas.

- Brotes germinados.

- Coliflor.

- Repollo.

- Coles de Bruselas.

- Rúcula.

- Lechuga.

- Ajo.

- Cebollín.

- Acelgas.

- Calabacín.

- Puerro.

- Yogurt natural.

- Queso (mozzarella, queso azul, parmesano).

- Leche entera (poca cantidad).

- Café.

- Té negro.

- Té verde.

- Cilantro.

- Cúrcuma.

- Orégano.

- Pimentón.

- Perejil.

- Romero.

- Sal.

- Tomillo.

- Laurel.

- Nuez moscada.

- Albahaca.

- Cardamomo.

- Pimienta negra.

- Cacao puro.

- Jengibre.

Alimentos que no debes consumir durante la dieta cetogénica

Durante este plan de alimentación debes evitar consumir alimentos procesados y envasados que se encuentran en los supermercados, motivado a que sus ingredientes y componentes están cargados de azúcares y almidones, componentes que no son compatibles con la dieta cetogénica al igual que los productos con alto contenido de carbohidratos. A continuación, te presento una lista de los productos que no debes incluir en tus compras:

- Cereales.

- Galletas.

- Pasteles.

- Papas fritas.

- Pan (en sus diferentes presentaciones).

- Bebidas azucaradas.

- Zumo de frutas.

- Chucherías o golosinas.

- Snack comerciales.

- Bollos.

- Granos.

- Arroz.

- Pasta.

- Avena.

- Maicena.

- Crema de arroz.

- Harinas integrales o refinadas.

- Cebada.

- Fororo.

- Helados comerciales.

- Quesos veganos a base de legumbres.

- Bebidas alcohólicas.

- Papas.

- Yogurt azucarado.

- Fiambres y embutidos.

CAPÍTULO 7
RECETAS DE COMIDA EN LA DIETA CETOGÉNICA

A continuación, pondré a tu disposición el paso a paso para la elaboración de varias recetas, muy fáciles de preparar, en la que se incluyen todos los alimentos permitidos que fueron detallados anteriormente, esto con la finalidad de que puedas realizar deliciosos menús, que te ayuden con tu dieta baja en carbohidratos y alta en grasas saludables.

1. Guacamole:

Ingredientes (4 personas):

- 02 aguacates medianos maduros.

- 02 tomates medianos maduros.

- taza de cilantro picado.

- Media taza de cebolla picada.

- dientes de ajo machacado.

- El zumo de un (01) limón.

- Sal al gusto.

Procedimiento para la Preparación:

Cortar los aguacates por la mitad, retirar la concha y la semilla, colocarlo en un bol y proceder a picar en cuadritos pequeños, incorpora la cebolla picada, los tomates picados, los ajos machacados y el cilantro. Una vez que estén todos los ingredientes mezclados remueve bien y agregue el zumo de un limón y la sal al gusto.

(En 100 g de guacamole hay 157 calorías, 75% de

grasas, 20% de proteínas y 5% de carbohidratos)

2. Sardinas al horno:

Ingredientes (1 persona):

- 250 gramos de sardinas.

- 2 cucharadas de aceite de oliva extra virgen.

- Sal al gusto.

Procedimiento para la Preparación:

Precalentar el horno a 250 grados centígrados, colocar en un molde una capa de sal y luego las sardinas limpias se colocan encima. Se procede a hornear durante 10 minutos, luego se da vuelta a las sardinas y se hornean 10 minutos más. Finalizado este tiempo, se procede a retirar las sardinas del horno, se sirven en un plato y se le coloca por encima el aceite de oliva.

(En 100 g de sardinas al horno hay 215 calorías, 53% de grasas, 47% de proteínas y 0% de carbohidratos)

3. Salmón Marinado:

Ingredientes (1 persona):

- 200 gramos de salmón.

- aguacate pequeño.

- 30 gramos de cebollín.

- tomate grande.

- cucharada de aceite de oliva extra virgen.

- 04 cucharadas de vinagre.

- cucharada de mostaza.

- Sal y pimienta al gusto.

- La ralladura de medio limón.

Procedimiento para la Preparación:

Se procede a cortar el salmón en pequeños cuadros. En un bol aparte se prepara una vinagreta con el aceite de oliva extra virgen, el vinagre y la mostaza, se deben mezclar muy bien estos ingredientes. Agregar esta vinagreta al salmón e incorporar la ralladura de limón, la sal y la pimienta al gusto, deja marinar por unos minutos. Cortar en cuadros pequeños el aguacate, el cebollín y el tomate y agregar al salmón y servir.

(En 100 g de salmón marinado hay 202 calorías, 53% de grasas, 46% de proteínas y 1% de carbohidratos)

4. Crema de Calabacín:

Ingredientes (2 personas):

- 02 calabacines pequeños.

- cebolla pequeña.

- 60 gramos de puerro.

- cucharadas de aceite de oliva.

- Sal al gusto.

Procedimiento para la Preparación:

Procede a pelar y cortar los puerros y la cebolla. Los puerros hay que cortarlos en rodajas y la cebolla en juliana. Colocarlos en una olla con agua y sal, para evitar que bote más agua. Cuando estén blandos, incorporar el calabacín, colocar un poco de agua de manera que cubra todos los ingredientes, apagar cuando el calabacín este blando y tritura todos los ingredientes con una batidora de mano.

(En 100 g de crema de calabacín hay 68 calorías, 52% de grasas, 14% de proteínas y 34% de carbohidratos)

5. Sopa de pollo:

Ingredientes (4 personas):

- 02 pechugas de pollo asado, desmenuzado.

- 100 gramos de repollo cortado en tiras.

- litro de caldo de pollo.

- zanahoria pequeña picada en juliana.

- Perejil al gusto.

- cucharadita de sal.

- Pimienta al gusto.

- dientes de ajos machacados.

- cucharadas de cebolla deshidratada.

- 100 gramos de mantequilla.

Procedimiento para la Preparación:

Lo primero que debes hacer es derretir la mantequilla en una olla, luego incorpora el ajo y la cebolla deshidratada, deja cocinar por 4 minutos, luego agrega el caldo de pollo, la zanahoria picada, la sal, la pimienta y el perejil, cocina a fuego lento hasta que la zanahoria este blanda, finalmente agregar el pollo y el repollo previamente cocido y dejar cocinando en fuego lento durante 12 minutos aproximadamente.

(En 100 g de sopa de pollo hay 31 calorías, 29% de grasas, 21% de proteínas y 50% de carbohidratos)

6. Ensalada de atún con huevos:

Ingredientes (2 personas):

- 150 gramos de atún en aceite de oliva.

- 03 huevos duros sancochados.

- 150 gramos de lechuga.

- 02 tomates medianos.

- aguacate pequeño.

- cebollas medianas.

- cucharadas de aceite de oliva extra virgen.

- Sal y pimienta negra al gusto.

- El zumo de 01 limón.

- cucharada de mostaza.

Procedimiento para la Preparación:

Procede a picar los tomates, la cebolla y el aguacate en pequeños en cuadritos, colocar en una ensaladera las hojas de lechuga, el atún, agregar los huevos duros en rodajas, incorporar los tomates, la cebolla, el aguacate, la lechuga. Mezclar estos ingredientes y posteriormente añadir el zumo de un limón, la mostaza, sal y pimienta al gusto.

(En 100 g de sopa de atún con huevos hay 196 calorías, 59% de grasas, 28% de proteínas y 13% de carbohidratos)

7. Ensalada César con pollo:

Ingredientes (4 personas):

- 02 pechugas de pollo.

- 70 gramos de tocino.

- 150 gramos de lechuga romana.

- 30 gramos de queso parmesano.

- 02 cucharadas de aceite de oliva extra virgen.

- Sal y pimienta negra al gusto.

Aderezo:

- cucharada de mostaza.

- cucharadas de aceite de oliva.

- 15 gramos de queso parmesano.

- dientes de ajo machado.

- El zumo y la ralladura de medio limón.

- Sal y pimienta negra al gusto.

Procedimiento para la Preparación:

Lo primero que debes hacer es mezclar en un bol con

una batidora manual todos los ingredientes del aderezo y refrigerar. Freír el tocino hasta que este crocante. Pre calentar el horno a 250 grados centígrados, colocar las pechugas previamente salpimentadas y rociadas con el aceite de oliva extra virgen en un molde engrasado y hornear aproximadamente por 30 minutos. Cortar las lechugas en juliana, colocar en un plato, encima colocar el pollo y luego el tocino, finalmente coronar con el queso parmesano y el aderezo.

(En 100 g de ensalada César con pollo hay 115 calorías, 41% de grasas, 40% de proteínas y 19% de carbohidratos)

8. Espaguetis de calabacín con atún:

Ingredientes (2 personas):

- 02 latas de atún en agua.

- 03 huevos duros sancochados.

- 02 tomates.

- 03 calabacines medianos.

- Media cebolla pequeña picada en trozos.

- 02 cucharadas de aceite de oliva extra virgen.

- Sal y pimienta al gusto.

Procedimiento para la Preparación:

Cortar el calabacín en tiras finas con un pelador de papas, con su cubierta, hervirlos, añadir la sal, pimienta y el aceite de oliva, mezclar en un bol el atún con la cebolla, el ajo, el zumo y la ralladura de limón. Repartir los espaguetis de calabacín en los platos, colocar encima el atún, los tomates picados, los huevos en rodajas y quedará listo para comer.

(En 100 g de espaguetis de calabacín con atún hay

81 calorías, 56% de grasas, 24% de proteínas y 20% de carbohidratos)

9. Huevos rellenos de atún:

Ingredientes (4 personas):

- 02 latas de atún en agua.

- 04 huevos sancochados.

- 20 aceitunas rellenas.

- 3 cucharadas de aceite de oliva.

- Salsa de tomate.

Procedimiento para la Preparación:

Procedemos a cubrir el fondo de una bandeja con la salsa de tomate, en un bol aparte mezclamos el atún, con el aceite y las aceitunas rellenas, estas las debemos cortar en trozos y reservamos unas para decorar. Pelar los huevos sancochados, cortar por la mitad a lo largo y separamos la yema que las reservaremos para decorar. En la bandeja colocamos los huevos y en el centro la mezcla del atún lo adornamos con las aceitunas que sobraron y decoramos los alrededores con la yema de huevo desmenuzada.

(En 100 g de huevos rellenos de atún hay 124

calorías, 74% de grasas, 23% de proteínas y 3% de carbohidratos)

10. Pollo con champiñones:

Ingredientes (4 personas):

- 03 muslos de pollo deshuesados.

- 220 gramos de champiñones en rodajas.

- 250 mililitros de crema para batir.

- cucharada de perejil.

- Sal y pimienta al gusto.

- 50 gramos de queso parmesano.

- dientes de ajo machacados.

- cucharadas de aceite de oliva extra virgen.

Procedimiento para la Preparación:

En una sartén, calentar el aceite de oliva extra virgen, salpimentar los muslos deshuesados de pollo y freír en el sartén hasta que estén cocidos. Añadir aceite de oliva extra virgen al sartén y sofreír los ajos, agregar los champiñones y dejar cocinar durante 07 minutos a fuego bajo. Añadir la crema para batir, dejar hervir a fuego lento durante 10 minutos, añadir el queso parmesano hasta que derrita, salpimentar si es su gusto y agregar el pollo a esta preparación, decorar con el perejil.

(En 100 g de pollos con champiñones hay 86 calorías, 39% de grasas, 44% de proteínas y 17% de carbohidratos)

11. Aguacates asados con queso mozzarella:

Ingredientes (2 personas):

- aguacate grande.

- Queso mozzarella entero (100 g).

- tomate pequeño.

- El zumo de medio limón.

- cucharada de orégano.

- cucharada de aceite de oliva extra virgen.

Procedimiento para la Preparación:

Procedemos a cortar el aguacate por la mitad y a lo largo, se retira la semilla y se barniza con el sumo del limón ambas partes y se realizan unos cortes superficiales al aguacate sin retirarle la concha. Precalentar el horno a 150 grados, colocar en un molde las dos mitades de aguacate, se distribuye el queso mozarela en el centro de cada mitad del aguacate, se introduce al horno por 15 minutos aproximadamente hasta que el queso se derrita. Retiramos el aguacate del horno, servimos en un plato, picamos el tomate en

cuadro colocamos sobre el aguacate y decoramos con
el orégano y un poco de aceite de oliva.

(En 100 g de aguacates asados con queso
mozzarella hay 440 calorías, 86% de grasas, 2% de
proteínas y 12% de carbohidratos)

12. Tortilla de espinaca:

Ingredientes (1 persona):

- 02 huevos.

- Espinaca al gusto.

- Sal y pimienta al gusto.

- Aceite de oliva extra virgen, unas gotas para el sartén.

- cucharada de mantequilla.

Procedimiento para la Preparación:

Lo primero que debemos hacer es separar la yema de las claras y batir estas últimas casi a punto de nieve, por otro lado, batimos las yemas y le colocamos la sal la pimienta y las espinacas cortadas en juliana, posteriormente incorporamos esta mezcla a las claras ya preparadas, colocamos una gotas de aceite oliva extra virgen en el sartén y se añade la mezcla. El secreto está en no mover la mezcla hasta que cuaje, luego de voltear, terminar con la cocción y ya estará lista para servir.

(En 100 g de tortillas de espinacas hay 123 calorías, 59% de grasas, 24% de proteínas y 17% de carbohidratos)

13. Huevos al horno con aguacate, huevo y queso de cabra:

Ingredientes (2 personas):

- aguacate mediano.

- huevos duros sancochados.

- Queso de cabra.

- Pimienta negra y sal al gusto.

- cucharada de aceite de oliva.

Procedimiento para la Preparación:

Se procede a pre calentar el horno a 200 grados centígrados, se recomienda tener el aguacate y los huevos a temperatura ambiente, cortar el aguacate a lo largo, retirar la semilla y colocar en un molde, salpimentar el aguacate, colocar un poco de queso en cada mitad y arriba de cada mitad un huevo e ingresar al horno por 15 minutos aproximadamente. Servir con un poco de queso de cabra y aceite de oliva.

(En 100 g de aguacates asados con huevo y queso de cabra hay 570 calorías, 90% de grasas, 2% de

proteínas y 8% de carbohidratos)

14. Pechugas de pollo jugosas:

Ingredientes (2 personas):

- 02 pechugas de pollo.

- litro de agua.

- cucharadas de sal.

- cucharada de mostaza.

- El zumo de medio limón.

- Pimienta negra al gusto.

- Comino molido media cucharada.

- Ajo molido media cucharada.

- Una cucharada de aceite de oliva extra virgen.

- cucharaditas de pimentón dulce.

Procedimiento para la Preparación:

Se procede a retirar posibles excesos de grasa de las pechugas, llenar un recipiente con el agua, ligeramente tibia, y disolver la sal. Introducir las pechugas, procurando que queden totalmente cubiertas, tapar el recipiente y dejar reposar mínimo durante 30 minutos. Precalentar el horno a 200 grados centígrados y preparar una bandeja o fuente. Sacar el pollo de la salmuera y untar con un poco de aceite de oliva, por todas partes. Añadir la pimienta negra, el zumo de limón, el pimentón dulce, el comino y la mostaza, y masajear bien para cubrirlas con esta pasta. Hornear durante aproximadamente 30 minutos, dándoles la vuelta a mitad de cocción. Comprobar que estén cocidas con un termómetro de carnes, si se dispone de él.

(En 100 g de pechugas de pollo jugosas hay 187 calorías, 24% de grasas, 75% de proteínas y 1% de carbohidratos)

15. Ternera asada:

Ingredientes (4 personas):

- kilo de redondo de ternera.
- cebolla mediana.
- Una cucharada de tomillo seco.
- Pimienta negra molida al gusto.
- cucharadas de aceite de oliva.
- dientes de ajo.
- Sal al gusto.
- hojas de laurel
- Agua.
- Vino blanco.

Procedimiento para la Preparación:

Debemos tener la carne sin grasa y marinada desde la noche anterior, al día en que pensamos prepararla, se debe pelar y cortar la cebolla en pequeños trozos, colocamos esta en la bandeja que irá al horno y colocamos la ternera previamente salpimentada, rociamos el molde con el aceite de oliva extra virgen y una cantidad generosa de vino blanco y se polvorea con el tomillo. Se colocan en el molde los ajos, el laurel y un poco de agua para que se forme una salsa durante la cocción. Se precalienta el horno a 200 grados centígrados y metemos la bandeja y dejamos que se cocine por ambos lados. Cuando la carne esté hecha pero jugosa la sacamos de la bandeja y colocamos esta al fuego, para que reduzca el contenido de jugo.

(En 100 g de ternera asada hay 267 calorías, 60% de grasas, 40% de proteínas y 0% de carbohidratos)

16. Hamburguesas de atún:

Ingredientes (1 persona):

- 02 huevos grandes.

- 02 cucharadas de ajo en polvo.

- 02 latas de atún en agua.

- Sal y pimienta negra molida al gusto.

- Aceite de oliva extra virgen.

- Lechuga.

- tomate pequeño.

Procedimiento para la Preparación:

En un bol se deben mezclar el atún con la sal, pimienta y los huevos y formar las hamburguesas y freír con el aceite de oliva, una vez que estén crocantes se escurre el exceso de aceite en un papel absorbente y se colocan sobre la lechuga, se decora con el tomate cortado en rodajas. Se puede salpimentar a su gusto.

(En 100 g de hamburguesas de atún hay 142 calorías, 35% de grasas, 65% de proteínas y 0% de carbohidratos)

94

17. Rollo de claras de huevos con judías verdes (Wrap):

Ingredientes (2 personas):

- aguacate mediano.

- mazorca de maíz.

- claras de huevos.

- cucharada de ajo en polvo.

- cucharada de aceite de oliva extra virgen.

- Sal y pimienta al gusto.

- Perejil fresco al gusto.

- Judías verdes (200 g).

Procedimiento para la Preparación:

Procedemos a batir las claras de huevos con la sal, el ajo en polvo, la pimienta y el perejil, en una sartén antiadherente, rociada con aceite de oliva extra virgen. Colocamos esta mezcla y esperamos unos minutos que se cocine hasta tener lista la base para el wrap. Por otro lado, colocamos la mazorca en agua hasta que hierva y se ablanden los granos, lo mismo con las judías, posteriormente retiramos la mitad de los granos y armamos nuestro wrap colocando en el centro los aguacates, las judías y los granos de maíz.

(En 100 g de hamburguesas de atún hay 186 calorías, 67% de grasas, 27% de proteínas y 6% de carbohidratos)

18. Sardinas al horno con perejil:

Ingredientes (4 personas):

- El zumo de 02 limones.

- kilo de sardina fresca.

- dientes de ajo machacados.

- ramas de perejil fresco.

- Pimienta negra molida al gusto.

- Aceite de oliva extra virgen.

- Sal gruesa al gusto.

Procedimiento para la Preparación:

Para esta fácil preparación, debes lavar muy bien las sardinas, retirando la cabeza y las espinas con mucha suavidad, a fin de que puedas eliminar las escamas. Precalentar el horno a 200 grados centígrados y en una bandeja engrasar con aceite de oliva extra virgen, se coloca una cama de sal gruesa en la bandeja, y sobre ella colocar las sardinas picadas por la mitad, salpimentadas, rociarlas con el zumo de los 02 limones, añadir el perejil y agregarles un poco de aceite de oliva extra virgen.

Proceder a hornear, durante aproximadamente unos 15 minutos, cuando se observen que están cocidas, retirar del horno y servir con un poco de perejil fresco.

(En 100 g de sardinas al horno con perejil hay 215 calorías, 53% de grasas, 47% de proteínas y 0% de carbohidratos)

19. Tortilla de coliflor:

Ingredientes (2 personas):

* 02 huevos.

* 200 gramos de coliflor.

* Sal y pimienta negra molida al gusto.

* El zumo de medio limón.

* Aceite de oliva extra virgen.

* Hierba fresca o seca al gusto.

Procedimiento para la Preparación:

Batir en un bol los huevos, con un poco de zumo de limón, pimienta, una pizca de sal y hierbas frescas lavadas al gusto, o hierbas secas. Cortar la coliflor en ramillete, reservando los troncos y las hojas para otra preparación, lavar y secar bien. Picarla, usando una trituradora o procesador. Cocinar 2 minutos al microondas a máxima potencia; remover y volver a cocinar 2 minutos más. Mezclar los huevos con la coliflor hasta obtener una mezcla homogénea, con una cuchara procede a colocar en forma de tortitas en un molde engrasado. Precalentar el horno a 200 grados centígrados y cuando esté caliente, se procede a hornear hasta que estén dorados.

(En 100 g de tortilla de coliflor hay 124 calorías, 58% de grasas, 22% de proteínas y 20% de carbohidratos)

20. Pan nube:

Ingredientes (2 personas):

- 100 gramos de queso crema.

- 03 huevos.

- Un cuarto de cucharadita de bicarbonato de sodio.

Procedimiento para la Preparación:

Comenzamos por separar las claras del huevo de las yemas, se baten en un bol las yemas con el queso crema hasta que se obtenga una masa suave y homogénea. En otro bol se deben batir las claras a punto de nieve y colocar el bicarbonato de sodio. Posteriormente con la ayuda de una espátula, y realizando movimientos envolventes, mezclamos ambas masas, finalizado esto las colocamos sobre una bandeja de horno en forma de panes redondos y lo horneamos por aproximadamente 20 minutos.

(En 100 g de pan nube hay 233 calorías, 51% de grasas, 19% de proteínas y 30% de carbohidratos)

21. Huevos soufflé:

Ingredientes (1 persona):

- 04 rebanadas de tocineta.

- 02 huevos grandes.

- Sal y pimienta negra molida al gusto.

- El zumo de medio limón.

Procedimiento para la Preparación:

Procedemos a separar las claras de las yemas, batimos en un bol con la ayuda de una batidora eléctrica las claras hasta que estén a punto de nieves y le agregamos a estas el zumo del medio limón. Por otro lado, prepararemos la tocineta, la cual la colocaremos en un plato sobre unas hojas de papel de cocina, introduciéndolas al microondas durante 02 minutos de manera que queden crujientes y las dejamos enfriar. En una bandeja para hornear, colocamos en dos porciones la masa que se formó con las clara, y en el centro con mucho cuidado introducimos las yemas y horneamos a 200 grados centígrados por aproximadamente 03 minutos hasta que las claras se doren, y las yemas

102

queden cocidas pero fluidas. Retiramos del horno servimos en un plato y decoramos con la tocineta y le colocamos la sal y la pimienta negra molida.

(En 100 g de huevos soufflé hay 600 calorías, 74% de grasas, 23% de proteínas y 3% de carbohidratos)

22. Pollo con verduras asadas:

Ingredientes (6 personas):

- 200 gramos de champiñones.

- Una cucharadita de sal.

- Media cucharadita de pimienta negra molida.

- Una cucharadita de romero seco.

- 400 gramos de col de Bruselas.

- Aceite de oliva extra virgen.

- 02 tomates medianos.

Para el pollo:

- 03 pechugas de pollo.

- 100 gramos de mantequilla con perejil para servir.

- 25 gramos de mantequilla.

Procedimiento para la Preparación:

Procedemos a colocar las verduras enteras en un molde, se salpimientan y se rocían con aceite de oliva, se hornean a 200 grados centígrados por aproximadamente 20 minutos, hasta que las verduras estén doradas. Por otro lado, se ponen a freír las pechugas, previamente salpimentadas con la mantequilla. Finalmente procedemos a servir el pollo frito acompañado de las verduras horneadas.

(En 100 g de pollos con verduras hay 77 calorías, 12% de grasas, 32% de proteínas y 56% de carbohidratos)

23. Omelette:

Ingredientes (1 persona):

- 02 huevos.

- 04 espárragos.

- 03 cucharadas de queso parmesano rallado.

- cucharada de mantequilla.

- Una pizca de sal.

- Espinacas al gusto.

- tomate grande.

Procedimiento para la Preparación:

Procedemos a batir los dos huevos en un bol con la ayuda de un tenedor o batidor manual, por lo menos durante un minuto, y se coloca una pizca de sal. En un sartén antiadherente colocamos la mantequilla y vertemos allí el huevo batido, con la ayuda de una espátula los vamos a remover en el sartén como si fuéramos a hacer un revoltillo, pero no debemos dejar que cuaje en el fondo, cuando esta mezcla comience a cuajar paramos de remover y le colocamos el resto de los ingredientes de relleno. Se debe previamente asar los espárragos para no colocarlos crudos, después de unos minutos doblamos el omelette, cubriendo así todo el relleno.

(En 100 g de omelett hay 166 calorías, 71% de grasas, 26% de proteínas y 3% de carbohidratos)

24. Camarones con coliflor:

Ingredientes (2 personas):

- 06 camarones.

- 02 champiñones.

- 400 gramos de coliflor.

- cebolla.

- cucharada de aceite de oliva extra virgen.

- Especias, sal y pimienta negra al gusto.

- Cilantro.

Procedimiento para la Preparación:

Procedemos a colocar un poco de aceite de oliva extra virgen en una sartén, y sofreímos la cebolla picada cortada en cuadritos, posteriormente añadimos los champiñones fileteados y cocinamos por aproximadamente 05 minutos, en ese momento añadimos las especias, la sal y la pimienta negra. Luego se agrega la coliflor, que previamente fue pasado por agua caliente y lo trituramos, incorporamos la proteína en este caso los camarones y el cilantro.

(En 100 g de camarones con coliflor hay 180 calorías, 46% de grasas, 28% de proteínas y 26% de carbohidratos)

25. Puré de coliflor:

Ingredientes (2 personas):

- coliflor.

- cucharadas de leche de soja sin endulzar.

- Sal al gusto.

- Pimienta negra molida al gusto.

- dientes de ajo machacados.

- 02 cucharadas de aceite de oliva extra virgen.

- Perejil fresco para decorar.

Procedimiento para la Preparación:

Procedemos a cocinar la coliflor al vapor, durante unos 10 minutos aproximadamente, desechamos las hojas exteriores de esta y el tallo central. En un sartén se sofríen los ajos con el aceite de oliva extra virgen, en un bol colocar el coliflor con los ajos sofritos, incorporamos la leche, la sal y la pimienta negra y se mezcla con la ayuda de una batidora de mano, sirve el puré y decora con perejil.

(En 100 g de puré de coliflor hay 48 calorías, 56%

de grasas, 13% de proteínas y 31% de carbohidratos)

Como ya sabes, la dieta keto debe mantener las proporciones 75% grasas saludables, 20% proteínas y 5% carbohidratos. Por esta razón, se debe hacer las combinaciones aquí presentadas de una forma bastante equilibradas. Las mismas son saludables, pero muchas veces por si solas no se ajustan a las cantidades adecuadas, es por esto que se debe prestar mucha atención a calorías y cantidades.

CAPÍTULO 8.

PLAN DE COMIDAS DE INICIO RÁPIDO PARA QUE EMPIECES CON LA DIETA KETO (3 SEMANAS).

Primera Semana

DÍA/COMIDA	DESAYUNO	ALMUERZO	CENA
LUNES	Proteína en polvo baja en carbohidratos, hojas de espinaca, mantequilla de almendras y aguacate.	Pollo a la plancha, con un aguacate entero y espinacas salteadas.	Batido de leche de almendras sin azúcar, pavo y brócoli cocido en aceite.
MARTES	Mezcla de frutos secos y semillas en leche de almendras sin endulzar.	Pechuga de pollo combinada con puré de coliflor acompañado de crema espesa, mantequilla y aceite.	Tiras de tofu con pesto de albahaca, y un plato de crema de champiñones.
MIÉRCOLES	Tortilla de espinacas, cebolla y champiñones cocidos en aceite.	Ensalada de atún, si lo deseas, puedes añadir aceite de oliva,	Cuatro rodajas de salmón con salsa de tomate sin

113

		apio, pepinillos y un poco de sal y pimienta negra molida al gusto.	azúcar y guacamole con una taza de espárragos cubiertos con aceite de oliva y mostaza.
JUEVES	Omelette de espinaca con aceite de oliva extra virgen.	Un muslo de pollo con salsa de crema, puré de coliflor con crema, mantequilla y aceite, y medio calabacín asado.	Chuletas de cerdo fritas con especias y espárragos cocinados en aceite de oliva.
VIERNES	Dos huevos con tocino, dos tazas de espinacas salteadas con cebolla, ajo y aceite de oliva y la mitad de	Pechuga de pollo a la parrilla con cebolla, tomate cherry y tres tazas de	Sardinas al horno con perejil.

		un pimiento verde.	verduras mixtas ralladas, cocidas en aceite de oliva.	
SÁBADO	Huevos soufflé.	Ternera asada acompaña da de ensalada verde aderezada con mostaza y aceite de oliva extra virgen.	Brócoli cocinado en aceite de oliva, espolvore ado con queso parmesan o rallado.
DOMING O	Yogurt natural con una cucharada llena de mantequilla de almendras.	Arroz de coliflor con ensalada de aguacate y huevo sancochad o.	Cuatro rodajas de salmón con una taza de brócoli cocido en aceite de oliva.

Segunda Semana

DÍA/COMIDA	DESAYUNO	ALMUERZO	CENA
LUNES	Mezcla de frutos secos y semillas en leche de almendras sin endulzar. Café sin azúcar si lo deseas.	Omelette caprese.	Consomé de pollo.
MARTES	Tortilla de coliflor.	Salmón ahumado con ensalada de espinaca y tomate.	Ensalada de tomate, aguacate, tocino y queso de cabra.
MIÉRCOLES	Dos huevos revueltos con espinaca.	Ensalada de huevos duros con atún y aguacate.	Crema de coliflor.
JUEVES	Wraps de salmón ahumado y aguacate.	Ternera asada acompañada de	Hamburguesa de atún sin pan.

		ensalada verde aderezada con mostaza y aceite de oliva extra virgen.	
VIERNES	Brócoli cocinado en aceite de oliva, espolvorea do con queso parmesano rallado.	Carne asada acompañad a de queso tipo cheddar y aguacate.	Salmón marinado.
SÁBADO	Tocino con dos huevos fritos.	Aguacates rellenos de salmón ahumado y queso de cabra.	Hígado de res frito encebollad o.
DOMINGO	Omelette de espinaca con aceite de oliva extra virgen.	Pollo con pesto al horno acompañad o de queso parmesano y aceitunas.	Espaguetis de calabacín.

Tercera Semana

DÍA/COMIDA	DESAYUNO	ALMUERZO	CENA
LUNES	Mezcla de frutos secos y semillas en leche de almendras sin endulzar.	Salmón ahumado con ensalada de espinaca y tomate.	Chuletas de cerdo fritas con especias y espárragos cocinados en aceite de oliva.
MARTES	Tortilla de queso, espinaca y aceitunas negras	Pechuga de pollo asada con guacamole.	Sardinas horneadas con tocineta.
MIÉRCOLES	Proteína en polvo baja en carbohidratos, hojas de espinaca, mantequilla de almendras y aguacate	Camarones con alcachofa acompañado de aguacate con aceite de oliva	Tocino con dos huevos fritos.

		extra virgen.	
JUEVES	Yogurt natural con una cucharada llena de mantequilla de almendras.	Pechuga de pollo jugosa con ensalada de espinaca y aguacate.	Sopa de pollo.
VIERNES	Tocineta con dos huevos fritos.	Ensalada de huevos duros con atún y aguacate.	Pollo acompañado de alcachofas.
SÁBADO	Dos huevos con tocino, dos tazas de espinacas sal teadas con cebolla, ajo y aceite de oliva y la mitad de un pimiento verde.	Pechuga de pollo a la parrilla con cebolla, tomate cherry y tres tazas de verduras mixtas ralladas, cocidas en aceite de oliva.	Cazuela cremosa con pescado.
DOMINGO	Tortilla de espinacas, cebolla y	Rollo de clara con vainitas	Crema de coliflor.

	champiñones cocidos en aceite.	acompaña do de chuleta de cerdo frita.

Meriendas

Durante esta dieta puedes realizar una merienda diaria si así lo deseas. A continuación, te mencionaré cuáles son los alimentos permitidos para la misma: un yogurt natural sin azúcar, un café o una infusión sin azúcar, un puño de frutos secos (nueces, almendras o avellanas), las frutas como el aguacate, fresas, moras, frambuesas y arándanos.

PLAN DE EJERCICIOS

Antes de comenzar con nuestro plan de ejercicios le recomendamos que si usted es una persona sedentaria que no realiza actividades físicas con frecuencia deberá primero iniciar su rutina de ejercicios con una caminata corta todos los días aproximadamente entre veinte (20) y treinta (30) minutos esto con la finalidad que usted pueda ir acondicionando su cuerpo y organismo para una actividad física con mayor exigencia en los días posteriores. Después de dos (02) o tres (03) semanas de caminata dependiendo esto de sus condiciones físicas, usted podrá dar inicio a la rutina de ejercicios que le vamos a sugerir a continuación, le recordamos que todos los organismo no son iguales y reacciona diferente ante ciertos estímulos y/o actividades es por eso que solo usted es capaz de determinar en qué momento está preparado para dar el siguiente paso, si usted realiza un entrenamiento progresivo cumplirá con el objetivo de no causar daños ni perjudicar su salud. También es importante resaltar que los días en que se realiza el ayuno intermitente no se sometan a una rutina de ejercicios fuertes antes de ingerir su primera comida del día ya que esto podría causar efectos contraproducentes.

Ahora si daremos inicio a nuestro plan de ejercicios sugerido:

Se recomienda realizar esta rutina por lo menos cinco (05) días a la semana y descansar dos (02) los días pueden elegirlos de acuerdo a su conveniencia el descanso podría ser dos (02) días consecutivos o hacerlo intercalados eso queda a su criterio.

Antes de comenzar cualquier actividad física es fundamental un estiramiento y calentamiento del cuerpo para mantener los músculos y articulaciones en optima condiciones y evitar así posibles lesiones, este calentamiento debe ser de cinco a diez minutos máximo.

Una vez culminado el calentamiento o estiramiento se sugiere realizar ejercicios cardiovasculares o aeróbicos durante un tiempo de veinte (20) minutos, como por ejemplo: trotar, bailar, saltar la cuerda, manejar bicicleta, subir escaleras o una caminata rápida).

Posterior a los ejercicios cardiovasculares o aeróbicos comenzamos con un entrenamiento que nos permita ejercitar todo nuestro cuerpo que detallamos a continuación:

1. **Sentadillas:** La forma correcta de hacerla es colocar los pies separados al ancho de los hombros, mantener la cabeza horizontal, la rodilla durante la flexión no debe sobrepasar la punta de los pies y se debe mantener la espalda recta durante el movimiento (ejecutar tres (03) series de doce (12) repeticiones cada una).

2. **Lunges (las zancadas):** Se debe dar un paso hacia adelante, las manos se colocan en la cintura y se flexiona la rodilla de la pierna con la que se dio el paso hacia adelante y la rodilla de la pierna que queda atrás se lleva al nivel del piso, es necesario mantener la espalda recta para ejecutar este movimiento (ejecutar tres (03)

series de diez (10) repeticiones en cada pierna).

3. Al culminar los movimientos con una pierna se cambia a la otra.

4. **Sentadilla sumo:** Debe colocar los pies separados, la punta de los pies deben mirar hacia afuera se debe mantener la espalda recta en todo momento, las manos pueden ir al frente o apoyadas en la cintura y flexionar las rodillas como si se fueran a sentar (ejecutar tres (03) series de diez (10) repeticiones cada una).

5. **Jumping jacks (salto de tijeras):** Consiste en realizar un salto y simultáneamente abrir y cerrar las piernas, es decir, al abrir las piernas se suben los brazos y al cerrar las piernas los brazos se bajan (ejecutar tres (03) series de quince (15) repeticiones cada una).

6. **Donkey kicks (patadas de burro):** Se debe posicionar en el piso apoyando las rodillas y las manos en el mismo, baja el dorso y apoya los codos, mantén la espalda recta, el cuello relajado y la mirada debe ir al suelo cuando eleve la

pierna hacia atrás, dando una patada con el talón. Durante la ejecución de este ejercicio debes mantener el abdomen y los glúteos contraídos (ejecutar tres (03) series de doce (12) repeticiones en cada pierna).

7. **Liying leg lifts (levantamiento de piernas):** Debe estar recostado en el suelo de lado y se procede a elevar la pierna recta hacia arriba contrayendo el abdomen y los glúteos al terminar con una pierna se procede a cambiar de posición y comenzar con la otra pierna (ejecutar tres (03) series de diez (10) repeticiones con cada pierna).

8. **Flexiones de pecho:** Se debe apoyar la palma de la mano a la altura del pecho en el suelo, pegar el pecho y el abdomen al suelo los codos deben apuntar hacia atrás y no hacia los lados, mantener el cuerpo erguido y la espalda totalmente recta, las piernas juntas y apoyar en el suelo la punta de los pies debes despegar el cuerpo del piso y luego volver a bajarlo. Si no

puedes soportar el peso de tu cuerpo puedes apoyar las rodillas y solo realizar elevación de pecho (ejecutar tres (03) series de ocho (08) repeticiones cada una).

9. **Abdominales (elevaciones de tronco):** Parte desde la posición de cúbito dorsal (posición corporal acostado boca arriba) se flexionan las piernas apoyando la planta de los pies en el suelo, se colocan las manos en la parte de atrás del cuello y se despegan ligeramente del suelo los hombros, se contrae el abdomen y eleva el tronco sin separar la zona lumbar del suelo, posteriormente se retoma a la posición inicial sin apoyar los hombros en el suelo (ejecutar (03) series de quince (15) repeticiones cada una).

10. **Abdominales (elevaciones de piernas):** Parte desde la posición de cúbito dorsal (posición corporal acostado boca arriba) se unen las dos piernas estiradas, pies juntos y rodillas ligeramente flexionadas se elevan las piernas aproximadamente formando un ángulo de 80° y

se bajan lentamente sin que toquen el suelo (ejecutar tres (03) series de doce (12) repeticiones cada una).

11. **Plancha abdominal:** Se colocan las palmas de las manos en el suelo, se debe alinear las muñecas a los codos hasta que forme una línea recta, se debe posicionar como si fuera a hacer una flexión, se deben colocar los pies juntos y que los dedos de los pies conecten con el suelo, contraer los glúteos y el abdomen y se mantiene la espalda recta se mira hacia el piso y se mantiene en esta posición sin moverse de diez (10) a treinta (30) segundo.

Al finalizar todos los ejercicios se hace necesario realizar un estiramiento para que los músculos puedan recuperarse en el menor tiempo posible del esfuerzo físico al que fueron sometidos y disminuir de esta manera la posibilidad de que pueda padecer algún tipo de sobrecarga, lesión o calambres.

Lo ideal sería que usted realizará esta rutina de ejercicios completa cinco (05) días a la semana y a medida que vaya avanzando en su entrenamiento incrementar el número de repeticiones y la cantidad de series, todo va a depender de su resistencia, evolución y determinación para realizar el entrenamiento aquí sugerido.

Si te ha gustado este libro, por favor hazme saber tus pensamientos dejando una breve reseña en Amazon . Gracias!

EPÍLOGO

Puede ser que aún existan dudas al respecto para poner en práctica la dieta cetogénica o no, por lo tanto, aún debemos hacer una última evaluación de todos los aspectos que se ven involucrados en este tipo de hábitos alimenticios, para que así crees una verdadera conciencia de que te conviene tomar esta iniciativa y comenzar en la brevedad posible con estas nuevas costumbres.

La inquietud siempre es la misma, la de contrarrestar algún tipo de enfermedad, prevenir obesidad o perder peso. Estos vienen a ser los factores que nos van a impulsar para tomar cartas en el asunto.

Lo primordial es saber que lo necesitamos, que debemos poner en práctica esta dieta, por los resultados preventivos que lograremos en todo lo concerniente a nuestra alimentación.

En mi exposición traté de abarcar la mayor cantidad de aspectos sobre el tema, pues lo indispensable es que tú puedas tener toda la información a la mano y así poder hacer una evaluación muy concreta.

Algo que tenemos que considerar, y lo hago de una manera muy enfática, es que así no haya sobrepeso, esto no quiere decir que tengamos un cuerpo saludable. La misma está sujeta a diversos factores internos que no podemos saberlos a simple vista. Esta debe ser evaluada a través de exámenes médicos.

Por lo tanto la dieta cetogénica lo que te estaría garantizando, aparte del control de tu peso, es el de prevenir a futuro las enfermedades que están comprobadas que aparecen con el tiempo luego de llevar un régimen alimenticio sin control, así como también por edad.

Debemos centrarnos en este aspecto de ahora en adelante. Pues se llega a caer en el error de manifestar que las dietas solo son para los obesos. Llegamos a pensar que la obesidad es el reflejo de un cambio metabólico, pero en realidad lo podemos controlar a través de una alimentación keto. Por lo tanto, todos llegamos a estar expuestos a esta enfermedad.

El camino no es fácil, debemos comprender que para obtener unos resultados bastantes satisfactorios, debemos hacer sacrificios, cambiar nuestros hábitos que teníamos arraigados desde mucho tiempo atrás y sustituirlos por unos que puedan traer un mejor comportamiento de nuestro organismo.

Este nuevo hábito alimenticio debe acompañarse de una buena rutina de actividad física, así como de una actitud positiva, esto quiere decir que debemos reducir el estrés en nosotros. Enfocarnos en todo lo positivo, para que nuestro nuevo régimen de alimentación pueda ser más efectivo.

La práctica de algún ejercicio debe ser acorde con nuestras condiciones, no se debe caer en el error de tomar rutinas prestadas que le han funcionado a otra persona. Las situaciones para cada quien son diferentes, así mismo serán las estrategias a través de nuestra dieta keto.

Con respecto a todos aquellos que quieran poner en práctica este hábito de dieta cetogénica, debe primero realizarse un chequeo médico y de la misma manera, mantener un constante monitoreo de su evolución con profesionales especializados en la materia.

Ya que has visto toda mi presentación, solo me queda desearte que tengas mucho éxito al poner en funcionamiento la dieta cetogénica.

AYUNO INTERMITENTE

La Guía Completa para Perder Peso Rápidamente,
Acelerar El Metabolismo y Curar tu Cuerpo
Viviendo una vida Larga y Sana + Plan de
Alimentación y Rutina De Ejercicios!

Por

Stella Waters

Legal & Disclaimer

The information contained in this book and its contents is not designed to replace or take the place of any form of medical or professional advice. It is not meant to replace the need for independent medical, financial, legal, or other professional advice or services, as may be required. The content and information in this book have been provided for educational and entertainment purposes only.

The content and information contained in this book have been compiled from sources deemed reliable, and it is accurate to the best of the Author's knowledge, information, and belief. However, the author cannot guarantee its accuracy and validity and cannot be held liable for any errors and omissions. Further, changes are periodically made to this book as and when needed.

Where appropriate and necessary, you must consult a professional (including but not limited to your doctor, attorney, financial advisor, or such other professional advisor) before using any of the suggested remedies, techniques, or information in this book.

Upon using the contents and information contained in this book, you agree to hold harmless the Author from and against any damages, costs, and expenses, including any legal fees potentially resulting from the application of any of the information provided by this book. This disclaimer applies to any loss, damages or injury caused by the use and application, whether directly or indirectly, of any advice or information presented, whether for breach of contract, tort, negligence, personal injury, criminal intent, or under any other cause of action.

You agree to accept all risks of using the information presented inside this book.

You agree that by continuing to read this book, where appropriate and necessary, you shall consult a professional (including but not limited to your doctor, attorney, or financial advisor or such other advisor as needed) before using any of the suggested remedies, techniques, or information in this book.

Gracias de nuevo por elegir este libro, asegúrese de dejar una breve reseña en Amazon o en Audible si lo disfrutas. Me encantaría escuchar tus pensamientos

INTRODUCCIÓN

La alimentación y la comida son temas muy importantes para la humanidad que han estado presentes como uno de los pilares fundamentales de nuestra existencia y que además han servido para ayudarnos a fundar lo que hoy llamamos sociedad. La alimentación y la comida no solo han estado presentes por cuestiones fisiológicas y de necesidad básica, pues claramente todo ser vivo necesita alimentarse para poder sobrevivir, sino que también suponen un factor que obligó a la humanidad a crear una forma comunicación compleja entre nuestra especie.

Si nos remontamos a la época de las cavernas, entenderemos que la razón por la cual la humanidad comenzó a aglomerarse y a formar grupos fue la caza. Sí, como lo lees, la caza, es decir, la comida. Para que nuestra especie lograra facilidades de caza y perfeccionara sus armas y estrategias, nuestros antepasados tuvieron que desarrollar lo que hoy manejamos inconscientemente: el lenguaje.

Establecemos entonces que la alimentación es fundamental para la creación de lo que hoy conocemos, pero se trata de una importancia que no se resume solo en esto. La comida se convirtió con los años en algo que unificaba a las familias, en algo que distinguía clases, culturas y razas. La alimentación nunca fue un simple acto de supervivencia para la humanidad, sino que, más bien, jugó y juega un papel importante dentro de la forma en la que nos entendemos y relacionamos con los demás.

No es poco común que lo primero que se nos venga a la mente cuando queremos salir con amigos es quedar para ir a cenar o a merendar. La hora de la comida es un evento social que nos sirve de excusa para entablar relaciones y conversaciones. También tenemos la típica escena familiar donde, durante la cena, cada uno cuenta cómo fue su día y es allí donde la familia se pone al tanto de ciertas noticias o sucesos importantes. Sin irnos más lejos, las cenas de fin de año o Navidad son eventos que giran en torno a la comida y a la reunión que se da para todos comer juntos. ¿Queda alguna duda sobre el papel que tiene esto dentro de nosotros? Parece que no.

Pero la alimentación sigue yendo mucho más allá, y al igual que ha servido para unirnos, también ha servido para separar personas por creencias y gustos, del mismo modo que también ha sido foco de conflictos mentales que se han desarrollado en trastornos de conducta alimenticia como lo es la anorexia o la obesidad. Esto abre un nuevo panorama y focalizamos la alimentación desde otro punto de vista: la comida y la belleza.

Desde hace mucho tiempo se han creado mitos y rumores en torno a la comida y lo que se debe o no hacer con ella para adelgazar o para tener el cuerpo perfecto según el canon de belleza por el que cada uno se rija.

No es ninguna sorpresa que algo tan intrínseco como la alimentación se vea lleno de mitos y misterios, y que constantemente se reformulen formas de comer y se anulen otras. Comer en exceso, comer poco, no comer pan o comer solo pan de centeno, dejar los lácteos o comer queso de cabra… ¿Por qué hay tantas variantes?

La realidad es que cada cuerpo y cada cultura es diferente, depende de dónde estés, de cómo funcione tu vida y cómo esté tu cuerpo, necesitarás ciertas cosas que quizás la persona que está junto a ti no necesita. A partir de esta idea en la que todos somos distintos, podríamos visualizar la incontable variedad de dietas o hallazgos en el mundo de la alimentación. Algunos buenos y otros, definitivamente, no tanto…

El ayuno es un tema que se ha venido tratando desde hace cientos de años y que en culturas no occidentales se practica con regularidad y sin demasiado tabú. Hasta hace algunos años, a finales de la época de los noventa, la palabra *ayuno* implicaba algo alarmante en Occidente. El hecho de creer que alguien iba a prohibirse voluntariamente la ingesta de alimentos era preocupante. No se tenían suficientes estudios y no se daba una correcta información sobre lo que un ayuno le hace al cuerpo ni sobre su funcionamiento, aporte ventajas o desventajas. Todo estaba cubierto por una enorme pantalla de humo y desconocimiento.

Hay personas que consideran el ayuno como el simple acto de parar de comer, sin un orden, sin un sentido del tiempo o sin propósito concreto. "Si no como no engordo", dicen muchas personas jóvenes y adultas con trastornos alimenticios de anorexia o bulimia. Asociado a esto, el ayuno se catapultó como algo indebido y malo para el cuerpo y la salud en general. En cierta medida, esta acción fue correcta, ya que hay formas responsables e irresponsables de llevar a cabo estos procesos, y sin lugar a dudas, los trastornos que hicieron este término resonar, lo llevaron a cabo de formas irresponsables.

A lo largo del siglo veintiuno, y sobre todo a partir del año 2010, se ha comenzado a normalizar el término y poco a poco han nacido nuevos conceptos, revelando los beneficios positivos de llevar a cabo esta práctica. Pero ¿qué es el ayuno?

El ayuno es el proceso por el cual el cuerpo de priva de alimentos durante largos o medianos periodos de tiempo. Seguro te ha pasado que lees las instrucciones de algún medicamento que dice "tomarlo en ayunas". Normalmente esto hace referencia a tomarlo justo al levantarse. ¿Por qué? Porque tu cuerpo ha sido privado de comida durante un periodo de tiempo prolongado, durante el cual has estado dormido. ¿Entonces, ayuno mientras duermo? Básicamente sí. Al no ingerir alimentos ni bebidas tu cuerpo está en ayunas, y ocurre de forma similar pero mucho más exagerada cuando los animales hibernan: pasan dormidos largos periodos de tiempo durante el cual no consumen alimentos.

Como ya podrás ver, ayunar no quiere decir pasar días o semanas sin comer, el ayuno es algo que se puede realizar durante horas y que no debe suponer un enorme esfuerzo ni un sacrificio mental o físico para la persona que lo está haciendo. Es aquí cuando entra el término del que vamos a hablar a lo largo de este libro: el ayuno intermitente. Este tipo de ayuno trae los beneficios del ayuno convencional pero además no exige un sobreesfuerzo por parte del individuo y reduce los riesgos que puede ocasionar un ayuno prolongado.

EL AYUNO INTERMITENTE ¿QUÉ ES?

El ayuno intermitente no es una dieta, en realidad es un tipo de alimentación que se extiende a lo largo de tu vida. Este tipo de ayuno, sin lugar a dudas, ha comenzado a revolucionar el mundo de las dietas y se han visto muy buenos resultados en diferentes personas, no solo a nivel físico-estético sino también a nivel de salud.

El ayuno intermitente consiste en restringir la ingesta de alimentos durante una cierta cantidad de horas al día. Estas horas donde no se consume ninguna clase de comida deben ser seguidas y ser muy estrictas ya que el consumo de cualquier pequeña porción arruinaría todo el proceso previo.

Hay muchas personas y sitios en internet que hablan sobre la cantidad de tiempo que se debe permanecer en ayunas. Los expertos recomiendan un mínimo de doce horas, pero el horario más popular y que se asegura que tiene mejores efectos es el de dieciséis horas de ayuno y ocho horas de alimentación regular. Este es un punto crucial para el correcto funcionamiento del ayuno intermitente. Hablaremos de esto un poco más adelante, sin embargo, es un dato que es importante no dejar a la deriva.

Como ya mencionamos anteriormente, el cuerpo entiende como ayuno las horas de sueño durante las cuales no se ingiere ningún tipo de alimentos. Es decir, que, si se requiere de un ayuno de dieciséis horas, ocho de esas horas son horas de sueño, por lo cual no necesitarás emplear un esfuerzo demasiado alto para cumplir las otras ocho horas faltantes. Como sabemos, estos ayunos deben ser continuos, por lo que, si contamos las horas de sueño deberemos comenzar a restringir la ingesta de alimentos al despertarnos y hasta ocho horas después u ocho horas antes de dormir.

La realidad es que no existe una norma que especifique cuál de estas dos formas se debe seguir, lo cierto es que el ritmo de vida de las personas varía mucho y dependerá de cada cuál escoger las horas de

146

ayuno y el momento en el día que se le haga más conveniente. Sin embargo, para dar una idea general, el ayuno más común es el que se da por la mañana. Las personas suelen omitir el desayuno y atrasar un poco su horario de almuerzo, comiendo a principios de la tarde: alrededor de las catorce horas.

Pero, ¿puedo adelgazar con el ayuno intermitente? Definitivamente sí. Hay muchas personas que han gozado de los beneficios de la pérdida de grasa y la disminución de la ansiedad por la comida gracias a este tipo de alimentación. Pero la verdadera gran duda de muchas personas es: ¿cómo se adelgaza con el ayuno intermitente?

Las personas suelen creer que este ayuno funciona por la simple razón de que al tener menos horas para comer al día se consumirán menos alimentos y ya por esto se comienza a perder peso, y aunque en cierta medida esto sí funciona así, el asunto va mucho más allá de simplemente comer menos, y es aquí cuando cobran importancia las horas de ayuno que lleves a cabo.

¿Cómo funciona el ayuno intermitente en mi cuerpo? Veamos:

¿QUÉ PASA EN TU CUERPO?

El ayuno prolongado provoca en el cuerpo un choque en el que, de pronto, el cuerpo ve que la energía le ha sido cortada, ya no tiene cómo mantener los órganos funcionando y debe buscar rápidamente otra fuente que le proporcione energía para sobrevivir. El tiempo en el que el cuerpo entra en este choque por falta de ingesta es entre las doce y catorce horas. Esto es lo que tarda nuestro cuerpo en darse cuenta que no está recibiendo comida y que debe utilizar la energía almacenada que ya se encuentra dentro de nosotros. Es por eso que es tan importante cuidar las horas en las que mantenemos el ayuno durante el día.

Si nuestro cuerpo tarda un máximo de catorce horas en comenzar a utilizar la energía que ya posee para hacer funcionar el cuerpo, entonces tenemos que ayunar poco más de catorce horas siendo a partir de la hora quince en la que el cuerpo estará realmente quemando energía almacenada.

Este estado al cual es inducido el cuerpo por el ayuno es llamado cetosis y vamos a explicar ahora qué significa esto y cuáles son los beneficios y riesgos.

La cetosis

El ayuno intermitente sirve para inducir al cuerpo a un estado casi cetogénico. Hay personas que combinan del ayuno intermitente con una dieta KETO o dieta cetogénica y de esta forma han asegurado perder peso de forma muy rápida y sencilla. Antes de hablar directamente de la cetosis debemos hablar sobre cómo funciona el cuerpo regularmente y cómo cambia al momento de entrar en cetosis.

El cuerpo funciona gracias a la energía que le proporcionamos, pero ¿de dónde viene esta energía? ¿De la comida? ¿De la actividad física? ¿Es inherente en nosotros? No. La energía con la que nuestro cuerpo trabaja viene de la comida, pero no de toda la comida que ingerimos. Es decir, que si nos dedicamos a comer puras golosinas nuestro cuerpo no estará recibiendo ningún tipo de energía y por el contrario estará aumentando su nivel de insulina y estaríamos corriendo un gran riesgo para la salud. ¿Y si como únicamente verduras? Tampoco. El cuerpo sí necesita las vitaminas y los beneficios que aportan las verduras y frutas, pero tener una alimentación reducida a eso no te dará la suficiente energía como para poder estar sano.

¿Entonces de dónde viene la energía? Usualmente la energía que necesitamos para mantenernos activos proviene de los carbohidratos. Sí, de aquellos que están rodeados de mitos y a los que las abuelas les temen con locura. ¿Debo consumir carbohidratos? En una dieta normal sí, es muy necesario para poder mantenerte activo y sobre todo para las personas que practican deporte o hacen algún tipo de ejercicio o esfuerzo físico. Si durante un día o varios se restringe la ingesta de carbohidratos se podrá notar la poca fuerza y energía que tu cuerpo tendrá durante ese tiempo. Es porque le falta su fuente principal de energía.

Pero ¿qué busca el ayuno intermitente y cómo se cambia este proceso? Los beneficios del ayuno son que transforma las cetonas del cuerpo en fuente de energía del cuerpo, es decir, el tejido adiposo y la grasa acumulada durante el ayuno se va a convertir en la fuente de energía de tu cuerpo y aquella grasa que tanto te disgusta comenzará a desaparecer de forma natural solo con tener esta restricción horaria de forma diaria. Añadido a esto, si llevas una vida sana y haces ejercicio regularmente, los beneficios se verán mucho más marcados.

A esta nueva forma de uso de energía en el cuerpo se le llama cetosis, lo que incrementa muchísimo cuando se unifica el ayuno con la dieta cetogénica, que básicamente restringe los carbohidratos hasta llegar a consumir unos 20 o 50 gramos diarios. Este tipo de dieta nació, precisamente, cuando se vio que los beneficios eran similares a los ayunos prologados.

BENEFICIOS

Entre los principales beneficios que proporciona esta forma de alimentación es el hecho de controlar la cantidad de insulina en sangre. Esto ayuda de forma automática a que la hormona de crecimiento aumente. Pero no te asustes, esto no quiere decir que si haces ejercicio de fuerza te convertirás es Hulk. La hormona de crecimiento es algo beneficioso para los músculos, ya que mientras más masa muscular puedas ganar, menor será la grasa acumulada en tu cuerpo. Es importante saber que el volumen que ocupa la grasa en nuestro cuerpo es mucho mayor al que ocupa el músculo, por esto es común ver a dos personas que pesen lo mismo pero cuyos cuerpos sean muy diferentes. Un kilo de grasa es tres veces más grande que un kilo de masa muscular. Otro gran beneficio que tiene la hormona de crecimiento es que trae consigo el poder quemar la grasa de una forma más rápida y efectiva. Al aumentar esta hormona en tu cuerpo, el mismo cuerpo podrá comenzar a usar las reservas de grasa mucho más rápido que como usualmente lo hace.

Otro beneficio es la comodidad que esta alimentación supone para muchas personas. Hay mucha gente que pasa el día entre horarios estrictos y la mayoría de los adultos actualmente no tiene tiempo para sentarse a desayunar en las mañanas, suponiendo un gran alivio para muchos el pensar que pueden comer tranquilamente a partir de la una de la tarde e incluso las dos. El ajetreo del día a día se ve reducido y no afecta tanto a nuestro rendimiento cuando nos planteamos horarios accesibles para comer. Algo que le ocurre también a una gran cantidad de la población es que no despierta con hambre, y verse con la obligación de comer un desayuno muchas veces es una tortura. Si eres de esos que solo necesitan un café (sin azúcar) en la mañana y listo ¡esto es para ti!

El tema de las cantidades de comida es algo que también cambia de forma drástica. Si normalmente se recomiendan hacer cuatro o cinco comidas pequeñas a lo largo del día, bien es cierto que esto no es para todos.

Hay personas que no se sienten satisfechas merendando una pieza de fruta o desayunando algo muy ligero. Cuando reducimos el horario durante el cual podemos ingerir alimentos, también reducimos la cantidad de comidas que hacemos por día, pero aumentamos las cantidades. Es decir, en lugar de hacer cinco comidas pequeñas se hace dos o tres comidas más grandes y satisfactorias.

Muchos estudios han comprobado que este tipo de alimentación sirve además para desintoxicar el cuerpo (quizás tu objetivo no sea adelgazar sino sencillamente sentirte más sano), pues hay expertos que afirman que el ayuno intermitente ayuda a contribuir con el proceso de autofagia.

Pero, ¿qué es la autofagia? Este proceso se lleva a cabo de forma natural dentro de cada célula de nuestro cuerpo y consiste en la eliminación de partículas celulares inservibles o envejecidas. Posteriormente estas células son sustituidas por unas nuevas y de esta forma se regenera el cuerpo y se evita la acumulación de toxinas. ¿Y si el cuerpo lo hace naturalmente para qué contribuir al proceso? Nuestro cuerpo es una enorme máquina que constantemente necesita ayuda externa para poder mantenerse en el funcionamiento óptimo. Diariamente entran desechos y toxinas a nuestro cuerpo, bien sea por los alimentos con exceso de hormonas, exceso de químicos, agua contaminada o demasiado refinada, el mismo medio ambiente que respiramos… Hay una infinidad de factores que afectan a nuestro cuerpo de forma masiva y que él solo no está preparado para afrontar. Es por esto por lo que, mientras podamos ayudarle a desintoxicarse y eliminar los malos desechos, debemos hacerlo.

Otro de los beneficios que aporta el ayuno intermitente es la mejora en la salud cardiovascular y metabólica, así como la mejora en el rendimiento deportivo, e incluso ayuda a combatir las posibles células cancerígenas. Sin embargo, de estos tres grandes beneficios hablaremos más a profundidad en las próximas páginas.

RIESGOS

No todo son maravillas y siempre existen dos caras de una misma situación. Si bien ya hemos visto los grandes beneficios del ayuno intermitente, también existen riesgos que hay que tener en cuenta.

Lamentablemente, para el cuerpo femenino este tipo de alimentación puede llegar a afectar de forma negativa al funcionamiento interno del cuerpo y sobre todo a crear un desequilibro hormonal importante. ¿Por qué ocurre esto? A nivel fisiológico, el cuerpo de la mujer está diseñado para procrear vida, y cuando se realizan periodos de ayuno prolongados, el cuerpo reacciona ante este estímulo a modo de defensa. Es decir, el cuerpo se pone en alerta porque considera que se está atentando contra su fertilidad, y es de esta forma que las hormonas comienzan a desequilibrarse. Cuando esto ocurre, los beneficios completos del ayuno intermitente se ven afectados por el proceso hormonal anormal y anula en gran medida la acción de la quema de grasa como energía.

Para dar un ejemplo más claro, una de las hormonas que se ve afectada durante los periodos de ayuno largos en la mujer es la *ghrelina*, llamada también la hormona del hambre. Esta hormona se sintetiza en el estómago y es capaz de aumentar el apetito, al igual que es una de las responsables de la acumulación de grasa abdominal, la grasa visceral. Cuando el cuerpo de la mujer es sometido a periodos de ayuno prolongados, esta hormona se dispara y aumenta en gran medida, lo que conlleva a un aumento inusual del apetito y a la acumulación de grasa abdominal.

¿Entonces, las mujeres no pueden hacer un ayuno intermitente? Al contrario. Si bien por norma general no es lo más recomendado, hay que tener en cuenta que hay excepciones a la regla y se han visto muchas mujeres beneficiadas por este método. Sin embargo, para la mayoría de las mujeres, cuyas hormonas reaccionaran negativamente a este ayuno, hay una solución.

Si bien la recomendación estándar es un ayuno de

16 horas, es recomendable comenzar gradualmente y no de golpe. Engañar al cuerpo de forma lenta hasta lograr llegar a un ayuno de 16 horas. Se podría comenzar con un horario de 12/12 durante cierto periodo de tiempo y cuando se sienta a gusto ir aumentando una hora más hasta lograr llegar a la meta. De esta forma el cuerpo no reaccionará de manera alarmante ante los cambios alimenticios implementados.

CARBOHIDRATOS COMO ENERGÍA VS GRASA COMO ENERGÍA

Como ya sabemos, durante el ayuno intermitente los carbohidratos dejan de ser la fuente principal de energía y se sustituye por la grasa. Aunque ya explicamos *grosso modo* cómo ocurre este proceso, ahora hablaremos más en profundidad y tomaremos en cuenta los pros y los contras. Antes de hablar del carbohidrato como energía, deberíamos saber exactamente qué es un carbohidrato y dónde lo podemos conseguir.

Los carbohidratos son un macronutriente que contiene las vitaminas y minerales que el cuerpo necesita, es decir, no son un monstruo del cual debemos huir indefinidamente. El carbohidrato es bueno siempre y cuando se sepa consumir, como ocurre con toda la comida que existe. ¿Qué es un macronutriente? Esto quiere decir que es un alimento que aporta calorías a la dieta, por lo que, el carbohidrato, además de aportar nutrientes, aporta calorías. ¡No temas!

Ya sabemos que la función principal de los carbohidratos es darnos energía para el día a día, del mismo modo que la función de las proteínas es construir estructura y formar tejido dentro del cuerpo, como podrían ser los músculos.

Existen diferentes tipos de carbohidratos, los malos y los buenos. ¿Cómo se identifica el carbohidrato dentro de mi plato? Muy fácil, usualmente el carbohidrato es aquello que usamos para acompañar a la comida principal, es decir, si en tu plato ves un trozo de pechuga de pollo con arroz ¿cuál es el acompañante? El arroz. Por ende, ¿cuál es el carbohidrato? El arroz.

Una clasificación sencilla de los carbohidratos es dividirlos en dos tipos: los refinados y los enteros. Hablemos de los refinados: estos son los malos, aquellos que debemos evitar en exceso y como lo son el azúcar, las harinas blancas, así como la mayoría de los productos procesados como refrescos, panes y galletas. Cuando el carbohidrato es muy refinado el cuerpo lo digiere demasiado rápido, por lo que se transforma rápidamente en azúcar dentro del cuerpo.

Cuando esto ocurre, la insulina en el cuerpo sube, provocando cansancio y mayor apetito.

Los carbohidratos enteros deberían ser los que más consumamos dentro de nuestro día a día. ¿Cuáles son estos? Las frutas, que vendrían siendo un carbohidrato alto en azúcar, los almidones como podría ser la patata, avena, pasta o boniato, y finalmente los carbohidratos fibrosos, que son los que más debemos consumir: las verduras. Estas últimas son muy importantes ya que al tener mucha fibra el cuerpo la digiere con dificultad, lo que hace que tu cuerpo permanezca mucho más tiempo con la sensación de saciedad y disminuya el hambre. Cuando se hace la dieta cetogénica estos son los carbohidratos que se indican para cumplir con los 30-50 gramos de carbohidrato diario.

Los carbohidratos altos en fructosa como la fruta y los almidonados se deben consumir con moderación. Siempre nos han dicho que la fruta es importante en nuestra dieta y que se debe consumir diariamente. Esto no es mentira, pero también es verdad que cualquier exceso puede ser perjudicial para la salud y para el azúcar en sangre. También es importante ser cuidadoso con los almidones, ya que estos suelen ser consumidos en grandes cantidades y su exceso ayuda a la acumulación de azúcar y, por ende, a engordar y a contraer problemas de salud.

¿Qué pasa cuando consumimos un exceso de carbohidratos? La grasa comienza a acumularse y se hace casi imposible para el cuerpo quemar la grasa incluso con un alto rendimiento de ejercicio. Sí, suena caótico, y esta es la principal razón por la que la gente le tiene miedo a los carbohidratos. Cuando tenemos ese exceso el cuerpo no va a recurrir a sus reservas de grasa, sino que siempre usará los carbohidratos como energía, dejando el acumulado de azúcares y grasas de lado para siempre.

¿Qué son las grasas?

Al igual que ocurre con los carbohidratos, hay muchas personas que le temen a la grasa, piensan que quitarla de los productos o comprar productos bajos en grasa es la mejor opción. Se preocupan por si se aplicó demasiado aceite aquí o allá. ¿De dónde sale este miedo a la grasa? Las personas que no conocen mucho del tema enseguida hacen una asociación muy válida y es esta:

Si me dicen que para adelgazar debo perder mi grasa acumulada, ¿por qué iba yo a consumir más grasa? ¡Ya es suficiente con la que tengo! Y si lo pensamos así suena bastante lógico, pero la realidad es que el cuerpo es mucho más complejo que eso y la grasa no es tan mala.

Cuando el consumo de grasa buena dentro de la dieta se ve aumentado, el cuerpo comienza a funcionar mucho mejor, las hormonas están en equilibrio y el metabolismo se activa de forma idónea. Además, al consumir grasa dentro de la dieta estamos promoviendo el aumento de masa muscular, lo que ayuda a quemar la grasa que tenemos acumulada dentro del cuerpo, y que es tan indeseable. ¿Con qué se combate la grasa? Con más grasa. Es así, aunque suene a locura.

Pero claro, nada es bueno en exceso. Es importante que, si bien la grasa se puede consumir sin preocupaciones, tampoco debemos abusar de ella, ya que su excesivo consumo lleva a la obesidad y a enfermedades cardiovasculares y de presión arterial que podrían costarte incluso la vida.

La grasa, al igual que el carbohidrato, es un macronutriente que, por ende, aporta muchas calorías a la dieta diaria. Su función es servir como reserva de energía para el cuerpo; si no hay carbohidratos, habrá grasa. Hay que tener en cuenta que las grasas tienen muchas más calorías que los demás macronutrientes. Es por eso por lo que su consumo no debe ser excesivo o será contraproducente para perder peso.

Existen grasas buenas, que son, digamos, las grasas naturales, y las grasas malas, que son las procesadas o transaturadas. Estas últimas son las que el hombre ha creado y no aportan ningún beneficio real para nuestro cuerpo y salud. Un ejemplo de esto es la margarina, que es muy distinta a la mantequilla que es el producto natural y el que es sano para nosotros.

Entonces, ya sabemos qué es cada cosa y también sabemos que la fuente de energía principal y más fácil de usar para el cuerpo son los carbohidratos y que como reserva de energía están las grasas. ¿Qué ocurre cuando durante el ayuno intermitente dejamos al cuerpo sin ingesta calórica alguna? Al no estarle proporcionando ninguna de sus fuentes de energía, lo que estamos provocando es que el cuerpo deba utilizar la grasa acumulada para que nuestros órganos se mantengan en funcionamiento y nosotros podamos caminar, correr, trabajar, etc.

¿Por qué es mejor la grasa como fuente de energía?

Es más útil si queremos quemar grasa con rapidez. Usar el carbohidrato como fuente principal hará que nuestro cuerpo tarde mucho más tiempo en quemar esa grasa excesiva, ya que esto se le hará más complicado que quemar los carbohidratos directamente. ¿Cómo se quema la grasa siendo el carbohidrato la fuente principal? A través de ejercicios de muy alto rendimiento que exijan al cuerpo un esfuerzo tal que use su reserva de energía secundaria (la grasa) como fuente, o bien mediante una dieta restrictiva en calorías que hará que poco a poco el cuerpo comience la quema de grasa.

Como podremos ver, ambas opciones son perfectamente válidas, cada una con sus pros y sus contras. Es cuestión de cada persona y estilo de vida escoger el que más le convenga y probar para saber qué le sienta mejor a su cuerpo y a su metabolismo.

ALIMENTOS ¿DEBO HACER DIETA?

Hasta ahora hemos estado hablando sobre las cosas que consumimos en nuestra dieta, por lo que te estarás preguntando ¿con el ayuno intermitente también debo hacer dieta? ¿Qué cosas puedo comer?

Es decisión de cada uno cómo quiere llevar su dieta y las cosas que quiere comer. Sin embargo, hay consejos generales que seguro que habrás escuchado con regularidad y otros que podrás imaginar según lo que hemos ido describiendo a lo largo de estas páginas. Para mejorar el estado de cetosis, lo ideal es disminuir la ingesta de carbohidratos dentro de la dieta. Esto ayudará a que los efectos del ayuno intermitente aumenten. Sin embargo, este factor no es obligatorio para que el ayuno intermitente tenga éxito.

Lo ideal es siempre tener un equilibrio y, sobre todo, más allá de perder grasa o ganar músculo, tener una vida más sana y un cuerpo saludable. Si bien lo excesos son malos para el cuerpo, también es malo la restricción excesiva durante periodos de tiempo muy largos. Es decir, comer de manera equilibrada es la mejor de las opciones que tenemos.

Para esto debemos conocer las porciones que necesitamos comer según nuestro cuerpo. Es importante saber que en este punto es imposible decir con certeza si estas porciones que mencionaremos más abajo son exactas para ti, todo depende de una gran infinidad de factores: género, peso, edad, estilo de vida y problemas de salud presentes. Pero por norma general una buena guía sería consumir los alimentos según las siguientes porciones:

Para calcular las porciones le indicaremos un método muy popular: el método del plato. Este nos dará las cantidades que debemos comer ubicándolas dentro del plato como si estuviéramos en una clase de fracciones en la escuela. Comenzamos dividendo el plato por la mitad. en una de esas mitades ubicaremos las verduras únicamente: ensaladas o verduras sueltas.

La otra mitad la fraccionaremos en dos teniendo como resultados dos cuartos del plato, en uno de esos cuartos ubicaremos las proteínas y/o las grasas y en el espacio sobrante colocaremos los carbohidratos.

Hay un método más personalizado que además se ha popularizado a lo largo de los años, y que es el método de la mano. Este consiste en tomar como medidas de ración según el tamaño de tu mano en diversas posiciones. Veamos:

Una porción de proteína es igual a la palma de tu mano. Una porción de verduras equivale a tus dos manos juntas y abiertas. El azúcar y el aceite se miden por el tamaño de la punta de uno de tus pulgares. Una porción de queso será del tamaño de tres de tus dedos juntos. La porción ideal de casi cualquier fruta es del tamaño del puño cerrado. Si quieres conocer mejor este método, en la red hay mucha información y muchas otras medidas útiles.

Esto NO rompe el periodo de ayuno (las 16 horas)

- Todo aquello que no supere las 50 calorías. Pero cuidado, no es que puedas consumir varias cosas que no superen las 50 calorías, esto sirve para excepciones. Quizás una mañana quieras añadirle un chorro de leche a tu café. Puedes hacerlo.

- Todo aquello que no produzca una respuesta insulínica, por ejemplo, todo aquello que tenga carbohidratos.

- Todo aquello que no posea proteínas. Es decir, no se pueden tomar proteínas, incluso aquellas que son para beber.

- Las pequeñas cantidades de grasas buenas (mantequilla, aceite de coco o de oliva) no rompen el ayuno. Por ejemplo, se le puede agregar un poco de mantequilla o aceite al café. Sin embargo, esto no puede ser en exceso.

El agua como aliada

El agua es un líquido vital para la existencia de casi todo organismo vivo sobre la Tierra. Los beneficios que ésta trae al cuerpo son incontables. El agua ayuda a combatir y eliminar las toxinas de cuerpo, es una purificadora natural y contribuye a mejorar la fatiga ocasionada por el cansancio. También es fundamental para el proceso digestivo, evitando el estreñimiento. Para adelgazar, el agua también tiene su aporte: a través de ella se pueden eliminar subproductos de la grasa.

Es ideal beber un mínimo de la mitad de tu peso corporal en agua. Consumir agua 30 minutos antes de la comida y 30 minutos después. El agua te ayudará además a mantener tu mente distraída del hambre por un tiempo. Al comienzo quizás te cueste un poco aguantar estas 14-16 horas, pero poco a poco y con paciencia será parte de tu rutina.

Un menú de cuatro días para que te inspires

1

- Almuerzo: ensalada de espinacas con aderezo de tocino.

- Merienda: un puñado de almendras.

- Cena: pizza de coliflor.

2

- Almuerzo: ensalada *Waldorf* super saludable.

- Merienda: un puñado de nueces.

- Cena: salmón con crema de albahaca.

3

- Almuerzo: ensalada *Caprese*.

- Merienda: un puñado de nueces.

- Cena: pescado empanado de coco con puré de patatas.

4

- Almuerzo: ensalada de kale marinada.

- Merienda: un puñado de nueces.

- Cena: pollo al curry tailandés.

Algunas recetas para ayudarte

- **HUEVOS REVUELTOS DE ALBAHACA.**

Ingredientes:

- 2-3 huevos orgánicos.

- Sal y pimienta al gusto.

- Un puñado de albahaca fresca.

- Opcional: una pizca de nuez moscada.

- Un puñado de nueces.

Instrucciones:

Calentar una sartén a fuego medio. Añadir una cucharada o dos de mantequilla orgánica y colocar todos los ingredientes en la sartén. Esperar a que el huevo se seque por arriba y dar la vuelta.

- *MUFFINS* **DE BLUEBERRY.**

Ingredientes:

- 3 huevos orgánicos.

- 1/2 taza de harina de coco.

- 1/2 taza de leche de coco.

- 1/4 cucharadita de sal marina.

- 1/3 taza de aceite de semillas de uva.

- 1/4 cucharadita de bicarbonato de sodio.

- 1/2 taza de xilitol.

- 1 taza de arándanos frescos o congelados.

- 1 cucharada de extracto de vainilla.

Instrucciones:

Precalentar el horno a 175°C. En un procesador de alimentos, mezclar los huevos, el aceite, el xilitol y la vainilla. A continuación, mezclar la harina de coco, la sal y el bicarbonato de sodio. Añadir los arándanos. Verter la mezcla en los moldes para muffins.

Hornear durante 20-25 minutos hasta que la parte superior se dore.

- *BUFFALO TENDERS* **DESHUESADOS.**

Ingredientes:

- 2 paquetes de filetes de pollo orgánicos.

- Pimienta.

- 2 huevos orgánicos.

- Ajo molido.

- 1/2 taza de harina de almendra molida.

- Salsa picante.

- 1/4 taza de harina de coco.

- Sal marina al gusto.

- 1/2 taza de aceite de coco.

Instrucciones:

Espolvorear los filetes de pollo con sal y pimienta. Pasar los filetes por los huevos, harina de almendra y harina de coco. Para obtener mejores resultados, refrigerar durante unos 15 minutos. Mientras tanto, calentar el aceite de coco en un sartén a fuego medio/alto. Colocar los trozos de pollo en la sartén hasta que estén dorados por cada lado. El empanado será muy frágil, así que hay que tener cuidado. Pasar a un recipiente de horno y hornear a 175°C hasta que ya no esté rosado en el centro.

- **SALMÓN EN CREMA DE ALBAHACA.**

Ingredientes para el salmón:

- 4 filetes de salmón (170 gr.).

- 1/4 taza de aceite de oliva.

- 1 cucharada de zumo de limón.

- Sal de mar y pimienta recién molida.

- 2 cucharadas de mostaza.

Ingredientes para la salsa:

- 20 hojas de albahaca fresca.

- 1/3 taza de vino blanco seco.

- 2 dientes de ajo.

- 1 taza de crema de leche.

- 1 cucharada de zumo de limón fresco.

- 2 cucharadas de mantequilla orgánica.

- Sal de mar y pimienta al gusto.

Instrucciones:

Precalentar la parrilla. Enjuagar el salmón con agua

fría, escurrir y secar. Untar aceite de oliva al salmón por ambos lados. Sazonar con el zumo de limón, sal y pimienta. Combinar la albahaca, el vino y el ajo en una licuadora y procesar hasta que se forma un puré suave. Transferir a una pequeña cacerola. Añadir la crema. Llevar a fuego lento o fuego medio, teniendo cuidado de no dejar que se queme la crema. Remover con frecuencia durante 10-15 minutos, hasta que la salsa se reduzca a la mitad. Añadir la mantequilla y zumo de limón, sin dejar de remover. Una vez que la mantequilla se incorpore a la mezcla de la crema, retirar del fuego y sazonar con sal y pimienta. Tapar y mantener el calor del salmón en la parrilla. Retirar del calor cuando esté listo y servir con salsa. ¡Así está listo para comer!

Recuerda que estas recetas y menús no son obligatorios y tampoco están especialmente diseñados para combinar con ayuno intermitente, son únicamente ideas de comidas saludables y deliciosas que podrías preparar en tu casa. Los menús varían mucho de persona en persona incluso dentro de una misma familia. Es importante recordar que cada quien tiene gustos diferentes y que el ayuno intermitente es totalmente compatible con cualquier forma de comer, vegana o vegetariana incluida. Estas últimas dos no incapacitan en ningún aspecto a aquellas personas que llevan una dieta vegana equilibrada y de buenos nutrientes y conductas, ya que, como sabemos, este tipo de dietas, al igual que la carnívora, no son sanas o perjudiciales por sí solas, más bien están influidas por la forma en la que se come y las cantidades que se ingieren de ciertos alimentos, unos mejores y otros peores.

Ya que hemos hablado de la alimentación y qué son aquellas cosas que tenemos sobre nuestros platos, (carbohidratos, grasas, proteínas…). Ahora vamos a hacer una comparación apropiada entre la forma "normal" de comer y la adaptación que se hace al insertar el ayuno intermitente a la vida alimentaria.

DIFERENCIAS CON LA FORMA DE COMER CONVENCIONAL

Ya sabemos lo básico del ayuno intermitente, ahora bien, ¿cómo comemos normalmente? Quizás sea una pregunta que no te has hecho aún, pero es una pregunta muy importante cuando estamos a punto de cambiar la forma de hacerlo. A estas alturas quizás sepas más del ayuno intermitente que de la forma en la que comes en tu día a día y es que seamos sinceros, muchos de nosotros no seguimos las directrices generales de una alimentación sana y equilibrada. La vida es muy ajetreada y sobre todo hoy en día, la alimentación queda de lado y posiblemente por eso es por lo que estás leyendo esto hoy.

Comencemos analizando lo que comemos día a día, formas y horarios, más allá de lo que se coloca en el plato. ¿Comemos desde que nos levantamos hasta que nos acostamos? ¿Cuántas veces? ¿Cuentas las bebidas saborizadas o batidos como comida? Todas estas cosas debemos comenzar a visualizarlas y crearnos un esquema de cómo es nuestra rutina de alimentación. Por ejemplo, lo más común es:

Nos levantamos y entre las ocho y diez de la mañana y tenemos nuestra primera comida que es el desayuno. Este suele tener carbohidratos, frutas o alguna proteína, normalmente el huevo. También puede tener grasas como la mantequilla o el tocino. Quizás a media mañana podamos tomarnos algún batido o una bebida que nos guste: té o café con azúcar. Comenzando la tarde a eso de la una llega la hora el almuerzo y las personas suelen comer un plato sustancioso, quizás con verduras, pero posiblemente contendrá carbohidratos procesados y proteínas animales. Luego a eso de las tres de la tarde comienza el antojo por algo dulce y quizás te des el gusto de un postre o seas más cuidadoso y prefieras una pieza de fruta o algún tipo de fruto seco. Finalmente, en la noche se consume de nuevo algo quizás similar al almuerzo (similar en cuanto a carbohidrato con proteína se refiere). Luego a horas avanzadas de la noche se suele picar alguna otra comida pequeña y listo, ¡a dormir! Y así comienza el siguiente día.

Aunque no parezca, si nos fijamos en este patrón, que suele ser común, comemos durante todo el día y aunque una de esas comidas sea un batido o una galleta, nuestro cuerpo no para de recibir alimento y no detiene nunca el proceso de digerir estas nuevas comidas. No dejamos que descanse cuando ya estamos de nuevo ingiriendo algo más. Esto sin duda trae como consecuencia que el hambre vaya creciendo. El cuerpo se acostumbra a la ingesta constante de comida y cuando pasan cierta cantidad de horas el cuerpo, engañado, cree que necesita más alimento y lo comienza a pedir. Es un círculo vicioso peligroso y muchas veces es difícil salir de él.

Bien, ahora que ya podemos entender mejor cómo comemos a diario, podemos ver claramente la diferencia que hay con el ayuno intermitente. Cuando seguimos esta forma de alimentación vemos que hay un largo periodo de tiempo en el cual no tenemos ingesta (ya sabemos qué ocurre dentro del cuerpo gracias a esto), pero ¿cómo podemos soportar estas horas?

Quizás seas de esas personas que sufren mucho a la hora de restringirse la comida. Esto es totalmente normal sobre todo cuando venimos de una forma de comer que se basa en la ingesta constante (saludable o no).

Cuando nos despertamos en las mañanas puede que no despertemos con hambre de forma inmediata, pero posiblemente una hora más tarde nuestro cuerpo comience a pedir comida. Como ya se mencionó, el agua es una gran aliada para soportar el hambre de las mañanas. Beber una buena cantidad de agua dará la sensación en el estómago de saciedad y el hambre se controlará por un tiempo. Otra cosa que se puede beber durante el periodo de ayuno diario es café o té, pero SIN azúcar. Este punto es sumamente importante ya que al consumir cualquier tipo de azúcar se activará nuestro proceso usual del uso de la energía.

Durante el ayuno intermitente estaremos comiendo alrededor de la una o dos de la tarde, por lo que lo ideal es que nuestra primera comida no sea en exceso pesada, ya que puede caerle mal al estómago que viene estando vacío durante varias horas. Lo más seguro es que tengas bastante hambre, sin embargo, cuida de comer medidamente y centrado en el acto de comer. Si comes en medio de distracciones posiblemente termines ingiriendo más de lo que deberías. Come hasta estar saciado y nada más. Luego, avanzando la tarde, podrás comer alguna otra cosa, quizás a las cinco: una pieza de fruta o algún bocadillo. Finalmente, a la hora de la cena deberás comer algo sustancioso, posiblemente más que el mismo almuerzo. ¿Por qué? Debemos tener en cuenta que la cena será la última comida que hagamos en 16 horas, por lo que es importante que sea una buena cantidad de comida que ayude al cuerpo a mantenerse estable durante las horas de ayuno, ¡pero cuidado!, tampoco hay que excederse.

Como verás, es cuestión de cogerle el truco e irse acostumbrando a estos cambios importantes, siempre enfocados y haciendo las cosas de forma consciente. Si logramos adaptar nuestra mente a este nuevo ciclo de comidas, el cuerpo poco a poco lo irá aceptando de forma fantástica. El primer obstáculo que se suele presentar durante el ayuno intermitente es el mental, la poca disciplina y la ansiedad que provoca los primeros días en los que se priva el horario de comidas.

Aunque para algunos pueda parecer agobiante estar pensando en las horas que puede o no comer, la realidad es que cuando eres capaz de acostumbrarte al proceso, se vuelve algo tan natural dentro de la rutina que ya no necesitas estar pensando en ello día con día. Al igual que la mente, el cuerpo es totalmente adaptable. Intenta con todo tu esfuerzo superar la primera semana y verás que para el siguiente intento todo irá fluyendo de formas que no podías ni imaginar. ¿Estás listo para el verdadero cambio? ¡Ve por él!

LA ANSIEDAD POR LA COMIDA, QUÉ ES Y POSIBLES CAUSAS

La ansiedad es un trastorno psiquiátrico que trae consigo preocupaciones, periodos de estrés y angustia prolongados con o sin razón aparente. Aunque es normal que una persona tenga momentos de estrés o se preocupe durante días, la realidad es que este sentimiento no tiene que ser recurrente y mucho menos representar la mitad o más de la mitad de la vida de la persona. Cuando el estrés, el miedo o la preocupación se tornan muy frecuentes es cuando se dice que una persona puede padecer o padece ansiedad.

La causa de este trastorno es diversa, y puede ir desde niveles hormonales hasta problemas mentales ocasionados por traumas. Se dice que la ansiedad usualmente suele interferir en tu vida cotidiana y te afecta en la forma de llevar tu día a día: puede reprimirte de ciertas cosas o hacerte realizar algunas otras. Una de las formas más usuales de ansiedad suele ser la ansiedad reflejada en la comida, porque, hay que tener claro que la comida por sí misma no puede causar ansiedad, la ansiedad la crea la persona y la refleja como una mala relación con la comida.

¿Cómo es la ansiedad por la comida? Hay muchas formas, pero sin lugar a dudas, dos de las más comunes son los extremos opuestos. Existen aquellas personas que comienzan a comer en exceso bien sea dulce o comida salada. Y otras personas que por el contrario quieren evitar ingerir alimentos, aunque padezcan de hambre o ganas de comer.

En el primer caso es donde se encuentra la mayoría de personas, los grados de ansiedad varían muchísimo y lo que para una persona es comer en exceso para otra puede ser una tontería. Es importante saber que esto es muy subjetivo ya que estamos hablando de la mentalidad y la psique de cada individuo. Cuando una persona está ansiosa y crea una relación tóxica con la comida, entendiendo que de alguna manera la comida aliviará su malestar, los atracones y la ingesta excesiva se convierten en la regla del día a día. Hay personas que no son del todo consientes de este comportamiento y que incluso no son capaces de notarlo aun viendo cambios radicales en su físico y en su salud. Pero también están las personas que conocen su condición y saben que existe un problema.

El pensar constantemente en la comida, en qué comer, aunque acabes de terminar tu plato, el sentirte mal y pensar que aquella galleta podría mejorar tu ánimo, el ponerte de mal humor si no tienes la comida que deseas y el cambiar tus planes o tu vida por arreglarlos entorno a la comida. Todas estas actitudes son tóxicas y pueden causar grandes problemas no solo emocionales y mentales sino también problemas de salud físicos.

Usualmente cuando una persona que tiene ansiedad por la comida es obligada, o se obliga a sí misma a realizar dietas o a cambiar drásticamente su alimentación, termina en fracaso y una mayor frustración. Y es que se debe comprender que el problema no es la dieta, el problema es otro mucho más intrínseco. Obligarse de forma arbitraria a comenzar dietas al azar es muy peligroso para la salud mental y física. Muchas personas creen que en el deseo y las ganas lo está todo, pero la ansiedad tiene el poder de tumbar todo al suelo en un instante y por eso estos cambios radicales repentinos son tan peligrosos.

La ingesta excesiva por ansiedad es muy difícil de controlar y es más usual de lo que se cree. Hay procesos psicológicos que se tienen que tomar en cuenta durante todo el proceso de aceptación, cambio y mejora. Lo más indicado si sientes que este es tu caso, es que pidas ayuda psicológica y puedas resolver los problemas, no solo por la apariencia. La ansiedad por comer solo refleja problemas internos que están sin resolver, por decirlo de alguna manera, la comida es solo la punta del iceberg. ¿Estás listo para sanar? ¡Seguro que sí!

Tips para la ansiedad por la comida

Aunque sabemos que este no es un problema que se vaya a curar de la nada, es bueno hablar sobre algunos consejos o *tips* que se puedan seguir de forma sencilla para ir controlando de forma superficial esta ansiedad constante por comer. Antes que nada, es importante saber que para realizar esto de la mejor forma debes estar decidido. Si dentro de ti no te sientes seguro y tienes un apego emocional demasiado fuerte por la comida, nada de lo que intentes funcionará hasta que no mires dentro de ti y puedas abordar los conflictos desde dentro y a partir de la sinceridad contigo mismo.

- El primer *tip* es identificar la situación. Si estás a punto de comerte ese plato de comida o esa rebanada de torta, detente un instante y piénsalo. ¿Por qué vas a comerlo? ¿Tienes hambre? ¿Tienes un bajón de azúcar? ¿O solamente te sientes mal, frustrado o estresado? Aunque finalmente termines comiendo, lo importante de este ejercicio es comenzar poco a poco a darte cuenta cuando esos episodios de ansiedad y de ingesta están sucediendo. Una vez los puedas identificar con facilidad es más sencillo atacarlos.

- Si la comida se convierte en un escape o incluso en una recompensa o un pasatiempo, ¡busca otro! Busca una forma más productiva o sana de relajarte, otra forma de premiarte.

- Dormir bien es clave para mantener las hormonas y los químicos del cuerpo bajo control. Si no dormimos, nuestro cerebro no reposa y, por ende, somos más propensos a sufrir de ansiedad y estrés durante el día, lo que llevará de alguna forma u otra a comer en exceso.

- Haz un poco de ejercicio para segregar serotonina, la llamada hormona de la felicidad, pero no te asustes, no te estoy diciendo que salgas a correr durante una hora todas las madrugadas. La realidad es que hay muchas rutinas de ejercicio que duran cinco y diez minutos y esta es ideal para hacerlas. Si sigues este paso de forma constante, verás mejoras en pocos días en tu nivel de estrés.

- Cuando tengas ganas de comer, trata de tomar un poco de té o agua con limón. El sabor de la bebida podrá calmar un poco tu ansiedad y no habrás ingerido exceso de azúcar o calorías.

- Acude a un profesional. Todos los trastornos mentales deben llevarse con cuidado y paciencia. Lo ideal es que, si piensas que padeces de ansiedad, acudas a ayuda profesional y soluciones ese conflicto y controles tus emociones. De esta forma, inevitablemente vas a ver a la comida con otros ojos.

Si eres una persona que sufre esta situación y estás considerando al ayuno intermitente como una ayuda para tu estilo de vida, vale la pena intentarlo. Hay grandes posibilidades de que, con esfuerzo y constancia, logres controlar la ansiedad hacia la comida. Sin embargo, si sientes que durante el proceso la situación te afecta demasiado y te causa estados de ansiedad muy altos, es mejor detenerte y comenzar poco a poco.

Recuerda que el ayuno no es necesario hacerlo tan extenso desde el primer día, puedes ir adaptándote a lo largo de las semanas y comenzar con diez horas, pasar a doce horas hasta que finalmente llegues a tu cometido.

¿A largo o corto plazo?

Hay muchas opiniones en cuanto a si el ayuno intermitente debe hacerse a largo o corto plazo. ¿Este tipo de alimentación tiene efectos a lo largo de los años? Hay especialistas que afirman que ninguna consecuencia negativa se devendría a lo largo de los años, cualquier consecuencia que devenga del malestar se verá reflejada de inmediato.

"Lo que hoy se sabe es que mantenernos libres de alimentación durante algunas horas lo que hace es inducir a un reposo digestivo, y ayuda también a tener más percepción de cuándo uno come por hábito y cuándo por hambre real". María Poche, nutricionista, haciendo referencia al ayuno intermitente: "Es una práctica que se puede empezar a tener con ciertos pacientes que buscan ir un poco más allá, no sólo restringir calorías por una cuestión estética ni de peso, sino que lo que se va a pretender con la extensión del ayuno es inducir ciertos procesos orgánicos que reparan y detoxifican las células".

Sin embargo, hay especialistas que afirman todo lo contrario, y consideran el ayuno como algo totalmente nocivo para la salud y la estabilidad metabólica del cuerpo:

La nutricionista Mónica Katz afirma: "Desde el punto de vista metabólico, el ayuno es una situación de estrés para el organismo. No es una situación metabólicamente adecuada para sostener más tiempo que el ayuno nocturno, es decir ocho o doce horas que son solicitadas, por ejemplo, para la extracción de sangre. Si ya tenemos que estas 8 horas de ayuno nocturno estaríamos agregando el diurno, y los efectos, depende la persona, en el mediano y largo plazo, pueden ser complicados, sobre todo desde el punto de vista del comportamiento y de las emociones, es decir del psiquismo".

La realidad es que hay muchas opiniones contrarias cuando se habla sobre la longitud que debe tener una alimentación de ayuno intermitente. Actualmente no se ha llegado a un consenso de cuánto tiempo es el más indicado o si es posible mantener este estilo de vida durante años sin ningún problema. Hay personas que afirman estar de maravilla con este régimen después de varios años. Sin embargo, los expertos no han podido decidir.

En este caso lo ideal es escuchar a tu propio cuerpo y quién mejor que tú conoce tus límites. Ten conciencia de lo que necesitas y lo que debes hacer. Quizás para ti este proceso y este ciclo se cumpla en seis meses de ayuno, pero quizás pueda terminarse en un año o puedas aplicarlo a lo largo de tu vida o solo en diversos momentos. Cuando estés llevando a cabo este proceso, permanece muy atento a los cambios que veas en tu cuerpo, no solo por si pierdes o no grasa, también es bueno ver el estado de la piel, el cabello (¿está opaco o con brillo?), el color de los ojos (¿están amarillos o se ven sanos?), etc. Cualquier señal que puedas pasar por alto puede indicar que algo anda mal o por el contrario puede decirte que todo está yendo estupendo. En cualquier caso, es bueno estar pendiente de las reacciones del cuerpo y, si es posible, tener contigo un diario para anotar cambios que puedes notar y llevar un control durante el proceso. Quizás esto pueda servirte para planes futuros o para conocer qué estás haciendo mal o qué es lo que más te funciona.

Es bueno, además, saber que muchas veces los beneficios del ayuno intermitente no son inmediatos. Como todo en la vida, el cuerpo tiene un proceso de adaptación y mejora. No vayas a hacer este método creyendo que a los dos días habrás perdido un poco de barriga o que tus brazos se van a reducir. Estos procesos llevan tiempo, y si bien no te tomará meses ver resultados, quizás tardes unas semanas en poder notarlos, pero esto no significa que no estén ocurriendo desde el día uno. El cuerpo reconoce todos los cambios y, aunque a veces no reaccione de forma inmediata, no tarda demasiado en ponerse en marcha y actuar.

Es importante recordar que si planeas empezar o abandonar el ayuno intermitente lo ideal es que lo hagas poco a poco. Cualquier cambio demasiado radical en nuestra forma de alimentarnos puede poner en alerta a nuestro cuerpo y a su metabolismo lo que podría traer consecuencias negativas. Como ya dijimos, el cuerpo reacciona a nuestras acciones de forma más o menos rápida y es importante no someterlo a estrés excesivo. Piensa en el cuerpo como una parte de ti que está constantemente esperando a ver qué cosas harás aquel día con él. Y si una mañana lo acostumbras a desayunar 600 calorías y a la siguiente no le das nada hasta las dos de la tarde, ¡entrará en pánico!

AYUNO INTERMITENTE Y LA SALUD CARDIOMETABÓLICA

Ya hemos hablado sobre infinidad de cosas relacionadas con el ayuno intermitente y a cómo vivir con él. Sin embargo, hay otros beneficios que trae este tipo de alimentación, y es ahora cuando hablaremos sobre uno de los más importantes. Durante los últimos años se han hecho variedades de estudios en cuanto a si el ayuno trae beneficios o riesgos para la salud metabólica. Llegó el momento de hablar de la relación y el resultado de estas dos cosas. ¿Bueno o malo? Ya veremos.

Qué es una buena salud metabólica

Antes de hablar sobre comparaciones o cambios, tenemos que ponernos al corriente de los términos que vamos a usar. Aunque mucha gente pueda darlo por sentado y creer que saben lo que es la salud metabólica, lo cierto es que cuando se sientan a pensar qué es en realidad, pocas personas llegarán a una respuesta cercana a la realidad.

La salud metabólica depende de varios factores y su buen estado se basa en cinco variables que deben estar en valores ideales:

- Glicemia o glucemia: esta es la cantidad de glucosa que hay en la sangre y es fundamental para las células cerebrales y el correcto funcionamiento de los glóbulos rojos del cuerpo. En un nivel idóneo, la glicemia ayuda al crecimiento y fortalecimiento. Sin embargo, la variación (alta o baja) que pueda tener causa sin duda graves problemas de salud. ¿Cómo absorbe la sangre la glucosa? Gracias a la insulina. Ésta es la hormona responsable de mantener los mejores niveles de glucosa en el cuerpo. ¿Dónde se crea la insulina? La insulina es producida por el páncreas. Si tenemos una mala absorción, esto lleva a subir los triglicéridos.

- Triglicéridos: los triglicéridos son lípidos que circulan en la sangre. Éstos son los encargados de almacenar la grasa, es decir, son las células del tejido adiposo que conforman la grasa. ¿De dónde obtenemos los triglicéridos? Proceden de los ácidos grasos que se absorben gracias al intestino y que provienen de las comidas que consumimos y del hígado. Pero, ¿qué tan cruciales son los triglicéridos? Estos pueden ser un riesgo lipídico (posibilidad secundaria de sufrir enfermedades cardiovasculares) si no los mantenemos bajo los valores adecuados. De igual forma un valor anormal de los triglicéridos puede terminar en una pancreatitis aguda que puede llegar a poner en riesgo la vida de quien la padezca.

- Colesterol HDL: el colesterol es aquello que las abuelas siempre mencionan que no pueden comer, y es que no es más que las grasas que están en nuestro cuerpo. Y aunque queramos que no existan, la realidad es que el colesterol es muy importante para la formación de membranas celulares y también es necesario para las hormonas sexuales. La mayoría del colesterol que tenemos proviene de nuestras comidas. El colesterol es maravilloso para el cuerpo, pero los excesos pueden ser sumamente peligrosos. Cuando hay demasiado colesterol circulando en la sangre, se deposita en las paredes arteriales ocasionando que estas se taponen, lo que puede terminar finalmente en graves trombosis.

- Presión arterial: es la fuerza que tiene la sangre cuando es empujada hacia las paredes de las arterias. La presión arterial se mide con dos números y estos equivalen a dos momentos durante el latido del corazón. La presión arterial es más alta cuando el corazón late, bombeando la sangre (presión sistólica). Cuando el corazón está en reposo, entre latidos, la presión arterial baja (presión diastólica). La presión alta es uno de los mayores factores de riesgo cardiovascular porque exige al músculo cardiaco bombear sangre mucho más rápido de lo que se considera sano y normal.

- Circunferencia de cintura: muchos creen que el

tener demasiada grasa abdominal y la preocupación que existe por ella es algo meramente estético, pues todos quieren un abdomen de verano y creen que el cúmulo de grasa en esta área no es más que algo simplemente feo. La realidad es otra muy diferente, y es que la grasa localizada aumenta las posibilidades de cúmulos de grasa en órganos vitales, lo que incrementa considerablemente el riesgo de sufrir algún problema cardiovascular. Sabemos entonces que esa barriga excesiva es más que un simple problema estético.

La obesidad y/o sobrepeso

La obesidad es un problema que afecta a gran cantidad de la población, por lo menos, el sobrepeso es un problema constante y con el cual muchas personas luchan día a día. Es posible que sea por esto por lo que estás buscando la solución dentro del ayuno intermitente. De esta manera, debemos decir algunas cosas sobre esta condición para entender mejor qué pasa con nuestro cuerpo.

Es un problema no solo estético sino más bien de salud. La obesidad y el sobrepeso es la acumulación excesiva de grasa corporal y estos excesos pueden llegar a ser nocivos para la salud de quien los posee. Hay muchos factores por los que una persona puede sufrir de obesidad: genética, problemas de salud que le impiden la correcta eliminación de grasas, sedentarismo, mala alimentación, estrés, hormonas o trastornos psicológicos.

Por la enorme variante de factores, es un poco complejo querer tratar a todas las personas con este problema de la misma forma. Habrá algunos que con alguna pastilla logren controlar los descontroles hormonales y bajar finalmente de peso, otras personas que necesiten un cambio drástico en su dieta, etc.

¿Cómo sé si tengo obesidad o sobrepeso? La verdad es muy sencilla, usualmente con vernos al espejo podríamos saber qué tan por encima de nuestro peso ideal estamos. Sin embargo, hay personas con altos problemas de disforia corporal cuyo juicio ante su cuerpo está totalmente trastocado. Es por esto que te daremos la fórmula para calcular el Índice de Masa Corporal:

Divide tu peso en kilogramos por tu estatura en metros cuadrados. El resultado debe ser un número de dos cifras. Si el número es inferior a 18 tu peso es bajo. Si el número es de 18 a 25 tu peso es normal. Si el número está entre 25 y 30 tienes sobrepeso y, finalmente, si supera los 30 sufres de obesidad.

Qué es un riesgo cardiometabólico

Esto no es una enfermedad propiamente dicha, es más bien el padecer uno o más trastornos cardiovasculares y metabólicos. Las personas con este riesgo son propensas a sufrir diabetes tipo dos. Pero, ¿cuáles son los riesgos?

Una persona con este padecimiento podría tener como detonante alguno de estos factores: hipertensión arterial, obesidad y sobrepeso, hiperglucemia, dislipemias, sedentarismo, tabaquismo. Etc.

Beneficios cardiovasculares del ayuno intermitente

Ya sabemos que el ayuno intermitente es una restricción, pues como todo ayuno, indica la pausa de la ingesta de alimentos en este caso por una serie de horas demarcadas diariamente. ¿Qué beneficios trae esto? Veamos.

- La célula, ante una restricción, pasa de un modo de "crecimiento", o de su usual forma de trabajo, a un modo de "reparación". ¿Qué significa eso? Que las células comienzan a hacer un control más exhaustivo de sus propios componentes, siendo capaz así de eliminar las partes dañadas más rápidamente. ¿Te suena? Sí, es la autofagia de la que ya hemos hablado previamente. La célula a través de este proceso aumenta su resistencia al estrés, es decir, a las enfermedades. ¿El ayuno cura? Más adelante hablaremos de eso.

- Aumenta la masa libre de grasa y disminuye la masa de grasa, sobre todo la grasa visceral, es decir, la grasa del área abdominal que es la más peligrosa de todas y de la que ya hablamos de ella más arriba.

- Disminuye la frecuencia cardíaca en reposo. Esto también ocurre en los cuerpos de atletas, lo que hace que se pueda decir que, de alguna forma, el ayuno intermitente trae consigo un efecto parecido al del ejercicio físico, mejorando la resistencia molecular.

- Disminuye el *score* de Framingham, que es un *score* de riesgo cardiovascular a diez años. Este estudio predice el riesgo que puedas tener dentro de los próximos diez años. Hay estudios hechos por cardiólogos que afirman que este *score* se vio disminuido en diversos pacientes luego de seis meses de ayuno intermitente.

- Actualmente existe una hipótesis que está siendo estudiada por diversos cardiólogos a nivel mundial y nos hablan sobre el llamado *suich* metabólico, que se produce cuando nuestro metabolismo, que utiliza glucosa, pasa a utilizar cuerpos cetónicos. Ya sabemos que este es uno de los beneficios más grandes del ayuno intermitente, ¿y qué beneficio trae este cambio?

- Mejora la flexibilidad metabólica. Esto significa que el cuerpo puede metabolizarse usando cetonas o glucosa de forma indistinta sin crear un conflicto en el sistema. Este beneficio viene luego de un largo periodo de al menos seis meses con este tipo de alimentación.

- Cardioprotección. Algunos tipos de cetonas tienen capacidad cardioprotectoras, cubriendo el área cardiovascular. Esto hace que, si la persona que ha practicado el ayuno intermitente se ve sometida a largos periodos de privación de ingesta, será mucho más probable que sobreviva y su sistema cardiovascular no quede con daños tan significativos como una persona con alimentación convencional.

- Como podemos ver, el ayuno intermitente trae muchísimos beneficios para la salud cardiometabólica y, sin lugar a dudas, permite la prevención de posibles enfermedades. Sin embargo, si eres una persona que sufre alguno de estos problemas cardíacos, es indispensable que no consideres el ayuno intermitente como tu única salvación. Es importante acudir a un médico y seguir sus instrucciones, ya que las deficiencias cardíacas y metabólicas son sumamente delicadas.

LOS EFECTOS EN EL CEREBRO

Cuando sometemos el cuerpo a una restricción alimenticia prolongada, todos los órganos del cuerpo se encojen en tamaño, excepto uno de ellos: el cerebro. Es por esto por lo que se ha estudiado el comportamiento del cerebro ante estas situaciones en diversos casos, y es que se cree que cuando el cuerpo no recibe alimento el órgano que mejor debe actuar es el cerebro. ¿Será netamente evolutivo? Se cree que sí. Sabemos que, a diferencia de los demás animales, la especie humana evolucionó a nivel cerebral hasta tal punto de crear un órgano totalmente complejo que ha ayudado a crear lo que hoy conocemos como sociedad. Se necesita estar activo mentalmente y lúcidos en un estado de alerta como lo es una privación de alimento.

- ¿Qué le pasa al cerebro al entrar en un estado de ayuno?

- Mejora las habilidades motoras y la capacidad de coordinación.

- Mejor resistencia al estrés a nivel del sistema nerviosa central. Esto puede ser porque las cetonas son neuroprotectoras y esto hace que nuestro cerebro esté mejor resguardado de, por ejemplo, un accidente cerebrovascular.

- El ayuno intermitente promueve la neurogénesis en partes concretas del cerebro. ¿Qué es la neurogénesis? La generación de nuevas neuronas cerebrales, proceso que ocurre naturalmente en zonas particulares del musculo cerebral.

- La inflamación cerebral también disminuye durante el ayuno intermitente.

- Maximiza la producción de factores neurotróficos, es decir, la estimulación neuronal y la flexibilidad de la misma. Esto es lo mismo que produce el ejercicio físico, por esto se sostiene que el ayuno intermitente es muy similar a los efectos que el ejercicio tiene sobre diversos órganos y hormonas del cuerpo.

- El ayuno da estabilidad emocional, gracias también a las cetonas.

El ayuno intermitente parece no tener límites en cuanto a los beneficios que trae, y es que la cantidad de buenas noticias que hay en torno suyo crece conforme pasan los días. Los neurólogos y cardiólogos actualmente siguen llevando a cabo estudios y experimentos buscando más información sobre esta forma de alimentación. Si bien hace algunos años el ayuno intermitente no era tomado demasiado enserio por las comunidades científicas y de salud, poco a poco ha ido tomando forma y posicionándose como una de las mejores opciones actualmente.

Sabemos que la vida que llevamos normalmente nos lleva a consumir más comida durante lo largo del día y a despreocuparnos y desconocer lo que consumimos. Es momento de implementar un cambio que nos ayude a salir del ciclo vicioso que se torna en comida, reposo, comida, reposo. El ayuno intermitente parece ser la forma más lógica, evolutivamente hablando, en la que el humano debe alimentarse, ya que el cuerpo no está hecho para digerir alimentos cada dos o tres horas.

QUÉ PASA EN EL CUERPO AL HACER EJERCICIO

Desde siempre hemos visto a los médicos y a los entusiastas del ejercicio alentar a los demás a llevar una vida sana donde no solo se coma bien sino que además se haga algún tipo de actividad física regularmente, bien sea caminar, correr, hacer rutinas de baile o ir al gimnasio. Parece que las verduras y el ejercicio es lo primero en lo que pensamos la mayoría cuando pensamos en una vida sana. Pero, ¿sabemos qué es lo que pasa realmente con nuestro cuerpo al momento de hacer ejercicio? La mayoría responderá que no, porque no solo se quema grasa y crece músculo, hay muchos otros procesos que ocurren a su vez para que podamos ver estos cambios y tener otros aún más importantes que no son tan visibles.

El ejercicio ayuda a aumentar la fibra muscular, por lo que el músculo se fortalece cada vez más y gracias a esto se vuelve más resistente, esto ocurre por unos microdesgarros que ocurren al momento de hacer ejercicio de fuerza, lo que fomenta la reparación y el crecimiento muscular, dejando menos lugar para la grasa. Los beneficios de unos músculos fuertes no solo son estéticos, sino que esto ayuda a que los mismos órganos estén mejor protegidos y tengan un funcionamiento óptimo. El índice cardíaco aumenta y gracias a esto llega mayor sangre oxigenada a los músculos, disminuyendo la presión arterial, lo que disminuye riesgos cardiacos.

También libera endorfinas, estas son las llamadas hormonas de la felicidad. Esta hormona ayuda a aliviar el estrés y la depresión, a nivel cerebral también beneficia nuevas conexiones neuronales, lo que mejora los procesos cognitivos como lo pueden ser la memoria, la comprensión y la concentración.

El ejercicio físico moderado mejora el sistema inmunológico. ¿Por qué pasa esto? Durante y luego del ejercicio, hay una disminución de las células blancas del sistema inmune. Pero, aunque esto puede sonar contradictorio, en realidad no lo es. Cuando hacemos ejercicios estas células blancas que son las encargadas de defendernos comienzan a concentrarse en las zonas específicas que el cuerpo está trabajando o donde el cuerpo más lo necesita. ¿Y dónde es esto? En los músculos. Luego del ejercicio, varias horas después, hay un incremento grande de estas células en sangre, teniendo como resultado final un incremento del sistema inmunológico.

Al poner al cuerpo en constante estrés (el ejercicio), logramos que nuestro sistema inmune se fortalezca, ya que lo ponemos a trabajar de forma constante y él encuentra lesiones ocasionadas por el cansancio, el ejercicio y los microdesgarres y rápidamente va a atacar el problema. Como resultado, a largo plazo tenemos un sistema inmune más activo y de mejor funcionamiento.

Hay algo que no muchas personas conocen y es la capacidad que tiene el ambiente en el que vivimos de modificar nuestros genes, y no, no hablamos del medio ambiente, hablamos más específicamente del tipo de vida que llevamos. Por ejemplo, una persona que tenga en sus rasgos genéticos el ser propenso a sufrir de diabetes no quiere decir que sí o sí vaya a sufrirlo. Las acciones y el ambiente en el cual esta persona se desarrolle pueden activar o reprimir este gen particular. Teniendo esto en cuenta, podríamos preguntarnos: ¿cuáles son estos factores que modifican los genes? El ejercicio y la nutrición son dos factores muy importantes y cruciales en este ámbito.

Podríamos decir *grosso modo* que el ejercicio y la alimentación son capaces de modificar tus genes, inhibiendo posibles enfermedades, ayudando al metabolismo, controlando la insulina, experimentando cambios en la secreción de sustancias y mucho más.

De esta manera podríamos llegar a la conclusión de que, en efecto, el ejercicio físico y la buena dieta traen todos aquellos beneficios que los médicos y los abuelos prometen. Ocurre que muchas personas le temen a la palabra entrenamiento. Consideran que para ver estos resultados necesitan inscribirse en un gimnasio o salir a correr durante tres horas cada día.

Cada persona es diferente y a la mayoría le disgusta un poco la idea de tener que hacer ejercicio de forma regular. Hay diversos consejos y *tips* por la red que hablan sobre activar tu cuerpo en actividades diarias: subir escaleras en lugar de usar el ascensor, o ir caminando en lugar de en coche si vas a ir a un lugar cercano. Son buenos consejos y formas útiles de activar tu cuerpo sin darte cuenta. Sin embargo, lo mejor que puedes hacer para obtener un beneficio físico y mental es comprender que el ejercicio no debe tomarte más de quince minutos diarios y que esos quince minutos pasan muy rápido. Incluir el ejercicio de forma consciente en tu rutina y aceptarlo como lo que es, es la mejor de tus opciones.

No le tengas miedo a unos minutos de entrenamiento moderado, no se necesita ser un atleta para obtener estos beneficios de los que todo el mundo habla. Cambiar tu cuerpo y tu forma de vida es un camino de hacer consciencia e internalizar los cambios. El ayuno intermitente busca quitarles a las personas un peso de encima en cuanto a su preocupación sobre la comida y la constante de tener que comer cada tres horas para mantener, supuestamente, un metabolismo activo. Sin embargo, el proceso de adaptación tiene su tiempo y necesita ser procesado por cada persona. Ocurre igual con el ejercicio y con todo en la vida ¡Deja de huirle!

AYUNO INTERMITENTE Y EJERCICIO FÍSICO

Ya hemos hablado sobre los beneficios del ayuno intermitente y cómo de alguna forma éste simula los beneficios y cambios físicos que hace el ejercicio. Si ya sabemos que ambos se parecen en cierta medida, lo lógico es que pensemos que hacerlos en conjunto pueda traer un mayor resultado tanto estético como de salud. Pues eso es precisamente lo que se debe hacer. Aunque no sea obligatorio ni estrictamente necesario, agregar ejercicio a tu rutina mientras haces ayuno intermitente, la realidad es que los resultados se darán de una forma mucho más progresiva.

Hablemos de los beneficios que tendríamos si realizamos estas dos actividades de forma conjunta:

- Mejora mitocondrial. ¿Qué es la mitocondria? Son orgánulos celulares que generan la energía química que activa las reacciones bioquímicas de la célula. Y esto qué quiere decir que, si nuestras mitocondrias están funcionando mal o están enfermas, pueden comenzar a producir muerte celular en diversos órganos lo que lleva a enfermedades crónicas. Lo que hace la combinación del ayuno intermitente y el ejercicio físico es mejorar el funcionamiento mitocondrial y, por ende, prevenir enfermedades.

- Aumenta la sensibilidad a la insulina, mejorando el metabolismo de los hidratos de carbono. Este proceso lo hace tanto el ejercicio como el ayuno intermitente. Esta mejora es clave para el mejor funcionamiento del metabolismo y en personas con obesidad o diabetes.

- Mejora la variabilidad de la frecuencia cardíaca. Mientras más variables haya dentro de nuestra frecuencia, mejor será funcionamiento del músculo cardíaco, pero si tenemos una variable disminuida podría acarrear problemas y trae muchas deficiencias. La combinación de estos dos procesos (el ayuno y el ejercicio) ayuda a que la frecuencia varíe mucho más.

- Mejora la capacidad cognitiva, ya que ayuda a la regeneración neurocelular. Ya sabemos que el ayuno intermitente por sí solo es capaz de hacer esto, pero ocurre que el ejercicio trae consigo el mismo beneficio, por lo que juntando las dos actividades se obtienen resultados más duraderos y rápidos. Esto es ideal para estudiantes, o personas que requieran utilizar mucho su cognición. Esto hará que se pueda afrontar mejor el estrés y la comprensión de los estudios.

- Convierte el tejido adiposo blanco en tejido adiposo marrón. ¿Y eso qué significa? El tejido adiposo marrón contiene más mitocondrias que el convencional. Esto se hace por un proceso de producción de calor. ¿Y cómo lo hace el cuerpo? Usando su energía y quemando las calorías. Es decir, nuestro tejido comienza por sí mismo a quemar calorías.

- Activa los microbiotas. Éstos se encuentran en el intestino y tiene funciones metabólicas importantes que ayudan al correcto proceso de digestión. Al activarse estos microbiotas nuestro sistema digestivo comienza a funcionar de mejor forma, lo que es ideal para las personas con intestino perezoso o problemas digestivos. Tener una digestión adecuada ayuda en gran medida a sentirse mucho más cómodo y ligero. El cuerpo no está tan concentrado en una larga digestión, sino que es capaz de acelerar este proceso y darle más energía al resto de sus sistemas.

AYUNO INTERMITENTE Y RENDIMIENTO DEPORTIVO

Antes que nada, para hablar sobre este tema hay que tener en cuenta que no todo el rendimiento deportivo es igual, pues varía mucho según el objetivo que cada persona tenga con su entrenamiento. ¿Qué significa? Si eres una persona normal que hace deporte para conservar su salud, para mejorar su aspecto o por entretenimiento, no tendrás mayores problemas ni deberás pensar demasiado sobre cómo llevar tu ayuno intermitente y el ejercicio. Si este es tu caso, lo ideal sería que no llevaras a cabo un ayuno diario que supere las 16 horas, esto si haces ejercicio todos los días o la mayoría de los días. Si tu ejercicio físico es de alta intensidad podrías rebajar las horas de ayuno durante los días de más entrenamiento.

Esto se hace para no crear un déficit calórico demasiado elevado, ya que esto podría llevar a bajones de energía y dificultad en poder realizar las demás actividades diarias. Nada en exceso es positivo, y aunque se quiera buscar la salud y la estética, hay que cuidar de no estar poniéndonos en riesgo por querer alcanzar una meta. Aunque sea muy beneficioso llevar a cabo estas dos actividades juntas, hay que lograr encontrarles un equilibrio en el que no sobreexijamos a nuestro cuerpo. Recuerda que al hacer ejercicio se está haciendo un gasto de calorías mayor que en un día normal, por lo que ese día tendremos menos calorías disponibles.

Ahora bien, si tus ejercicios diarios son ejercicios de bajo impacto o rutinas muy caseras que no te suponen un gasto calórico demasiado elevado, no tendrías por qué preocuparte por todo esto. Estos lineamientos van más orientados a aquellas personas que hacen deporte durante varias horas o hacen ejercicios con peso muy elevado.

Si, por el contrario, en tu caso haces deporte para mejorar tu rendimiento, quizás seas atleta o deportista y necesitas altos niveles de exigencia y aquí la cuestión es un poco diferente. Hay que tener en cuenta algo importante y es que ¿el deporte que haces requiere mucho o poco glucógeno? Es decir, hay que saber diferenciar entre los ejercicios que requieren picos de esfuerzo y rendimiento mucho mayor, como el crossfit, y otros de menor intensidad, como el patinaje.

Si tu deporte requiere mucho glucógeno o picos de esfuerzo, entrenar durante la ventana del ayuno intermitente, es decir, durante esas 16 horas sin comer, no traerá ningún beneficio que pueda servirte. Es mejor planificar tu entrenamiento para que coincida durante las ocho horas de ingesta calórica, ya que podrás tener más glucógeno disponible para el tiempo de entrenamiento, teniendo en cuenta que, desde la ingesta, la síntesis del glucógeno tarda unas tres o cuatro horas. Hay que estar muy atento a las calorías que consumes y las que gastas al igual que es importante no caer en un ayuno demasiado agresivo junto con entrenamientos agresivos, pues supone un riesgo que puede terminar incluso en lesiones y problemas hormonales. Si tu deporte no requiere demasiado glucógeno, no tienes mucho por lo cual preocuparte, aunque de igual forma debes cuidar tu gasto y tu ingesta calórica.

ERRORES DURANTE EL AYUNO INTERMITENTE

- No tomar suficiente agua. Mucha gente cree que durante un ayuno no se puede ingerir absolutamente nada, incluyendo el agua. Esto es un grave error y ya antes hemos hablado sobre la importancia del agua para el cuerpo y los beneficios que trae. ¡Hay que beber agua! Durante estas 16 horas de restricción calórica, es importante mantener el cuerpo hidratado. Cuando se hace un ayuno, se experimenta mayor diuresis, es decir, se expulsa mayor orina. Considera que el cuerpo está eliminando más líquido y tú le estas proporcionando menos, por lo que habrá un gran riesgo de deshidratación.

- No consumir suficientes verduras ni fibra. La fibra es muy importante para mantener una buena digestión. Las comidas deben tener buenas verduras y frutas para garantizar los nutrientes necesarios.

- No consumir suficientes proteínas. Es necesario alimentar al músculo y consumir una buena cantidad de proteína y no solo hay que tomar en cuenta la cantidad sino también el momento en el que se come. Es un error creer que la proteína debe estar solo en una de las comidas y consumir 130 gramos de proteína en un solo plato, dejando al almuerzo o a la cena sin nada. Lo ideal es dividir este consumo a lo largo de tus horas de ingesta. De este modo el cuerpo no estará saturado por proteínas. La proteína, además de ayudar a formar y cuidar masa muscular, da mucha saciedad y hace que tu organismo se esfuerce más en digerirla, por lo que gastas más calorías extra.

- Falta de sueño. Dormir produce hormonas de saciedad y, en contraposición, la falta de sueño produce hormonas que provocan hambre. Por esto es tan importante el sueño, ya que la alteración de este puedo llegar a darnos altos niveles de ansiedad hormonal por la comida. Si duermes poco, lo más probable es que tengas una mayor dificultad para aguantar las 16 horas de ayuno, posiblemente aguantes unas doce o trece horas hasta que la ansiedad y el hambre puedan más. Si eres de esas personas que está comenzando con el ayuno, pero no ha logrado pasar del primer día, quizás te falta un poco de sueño reparador. Pero dormir no solo cambia las hormonas, sino que, además, afecta a nuestra pérdida de peso, o, mejor dicho, a la calidad del peso perdido. ¿Cómo es esto? Cuando se duerme poco y se está en déficit calórico, la verdad es que se adelgaza, sí, pero no se pierde la grasa acumulada, sino masa magra, es decir, masa muscular. Sin embargo, si tienes buen sueño y mantienes tu déficit calórico, vas a bajar de peso en grasa.

- Consumir más o menos calorías de las que deberías según tu estilo de vida. Hay personas cuyo objetivo no es necesariamente adelgazar, algunas personas buscan mantenerse o solo cuidar la salud. Es importante que en cualquier caso se cuide el equilibrio entre gasto energético y el consumo calórico. Si haces demasiado ejercicio y consumes muy pocas calorías estarás entrando en un déficit muy peligroso. Si por el contrario consumes muchas calorías dentro de tus horas de ingesta, pero no haces ejercicio, sencillamente no vas a ver resultados favorables a corto plazo.

¿Por qué no adelgazo?

Muy bien, tal vez has seguido todos los consejos que has visto, has hecho lo que tú médico indicó y has aplicado todos los trucos que encontraste de expertos en internet, pero aun así no eres capaz de perder peso con el ayuno intermitente. Esta forma de alimentación es muy compleja a nivel corporal, crea varios cambios e incluso a nivel emocional y mental también crea nuevos hábitos. Hay varias razones por las que quizás tu pérdida de peso no está avanzando. Quizás la respuesta la tengas en el capítulo de los errores durante el ayuno intermitente, pero en caso de que necesites más explicaciones, hablemos de esto:

- Es probable que no estés creando un déficit calórico adecuado. ¿Qué es el déficit calórico adecuado? El nivel preciso entre las calorías que consumes y las que gastas durante el día a día. Si eres una persona que consume entre 1500 a 2000 calorías diarias, pero gastas 2000 o incluso menos, no podrás perder peso. Del mismo modo, si consumes más de las 2000 calorías que deberías y haces ejercicio, pero no quemas esa misma cantidad de más, tampoco funcionará. La pérdida de peso siempre estará unida al déficit calórico y, aunque el ayuno ayuda a acelerar este proceso, por sí solo no podrá hacer mucho si tu continúas comiendo en exceso o siendo demasiado sedentario. ¿De cuánto debería ser el déficit calórico? Por lo menos 300 - 500 calorías. Es decir, si consumes 2000 calorías, deberás gastar por lo menos 2300 – 2500.

- Atracones diarios. Estas son personas que tienen muchísima ansiedad durante el proceso de ayuno. ¿Quiénes son? Las personas que durante las horas de ayuno están esperando constantemente a que llegue la hora para comer un exceso de comida de una sola vez. Esto no te ayudará para nada y no lograrás perder peso. Además, posiblemente te traiga problemas psicológicos y estrés.

- No comes las calorías, pero las tomas. Las personas creen que las bebidas no cuentan como calorías o que no engordan tanto como las comidas sólidas. Esto es un mito total. Añadir bebidas energéticas o dietéticas sin contabilizar sus calorías es un gran peligro, ya que puedes estar consumiendo muchas más calorías de las que crees. ¿Todo tiene calorías? Todo menos el té y el café. Las cervezas o vinos, los refrescos, los zumos (incluso los naturales), las bebidas energéticas… ¡Todo cuenta! Debes cuidar tanto tus comidas como tus bebidas y tener presente que beber calorías es mucho más fácil que comerlas, así que podrías estar consumiendo hasta el doble que necesitas diariamente sin siquiera saberlo. ¿Da un poco de miedo? Claro que sí, por eso hay que leer las etiquetas.

Cómo mejorar el sueño

Hablamos hace algunas páginas sobre la importancia de dormir correctamente y su efecto sobre la optimización del ayuno intermitente a nivel físico y mental. Pero quizás la falta de sueño no es algo que hagas de forma activa. Hay muchas personas que sufren falta de sueño y les resulta imposible dormir de forma adecuada. Hablaremos un poco sobre consejos para dormir mejor siempre teniendo en cuenta que, si crees que padeces de algún trastorno del sueño grave, deberías acudir a tu médico. Estos consejos no son para tratar enfermedades, sino para ayudar a personas sanas a dormir mejor.

- Ten un horario regular para dormir. Es bueno comenzar a fijar horas especificas en las que duermas. Al comienzo puede ser un poco difícil, pero conforme vayas esforzándote en dormir a una hora y despertar en otra hora, el cuerpo irá comprendiendo este horario y lo implementará por sí solo.

- Evita grandes excitaciones o subidas de energía antes de dormir. Esto puede ser ocasionado por peleas, noticias del trabajo, incluso por ver películas, series o leer algo que te mantenga tenso. Aquellas cosas que produzcan algún tipo de emoción fuerte (mala o buena) dificultará que descanses.

- Hacer ejercicio regularmente. Esto hace que durante el día el cuerpo esté activo y con energía para que requiera descansar más durante la noche.

- Bañarse con agua tibia o caliente antes de dormir. Esto ayudará a relajar los músculos del cuerpo.

- No hacer esfuerzos mentales antes de dormir, ya que al acostarte la mente continuará trabajando.

- No cenes ni muy tarde ni muy pronto. Si vas a dormir a las once, lo ideal es no cenar más tarde de las nueve. De esta forma ya la digestión habrá terminado y tu cuerpo entrará en reposo profundo.

- Evita el café durante horas de la noche o antes de dormir. El café estimula el sistema simpático y solo hará que el sueño sea más superficial.

Muchas veces, cuando dormimos, nos levantamos con fuertes dolores, mayormente en la espalda y cuello, y esto es ocasionado por las malas posturas al dormir, o incluso por la mala calidad de almohada o colchón en el que dormimos. Ahora hablaremos brevemente sobre algunas posturas ideales para dormir de forma cómoda.

- La posición fetal es muy aconsejable, ya que descansa la espalda de la forma correcta. Hay muchas variantes de esta posición, estirando una pierna o un brazo, esto da un poco igual, lo importante es la correcta posición de la espalda, reposando de un lado y un poco arqueada. De esta forma no estás tensando ni cuello ni columna y podrás descansar mucho mejor.

- Si te gusta dormir boca arriba sería bueno poner una almohada detrás de las rodillas y de esta forma se acomoda la posición de la lumbar, que queda un poco arqueada y deja una especie de huevo entre el cuerpo y la cama.

- Si duermes boca abajo, con una almohadilla a la altura del estómago puesto por debajo ayudará también a corregir la lumbar que queda arqueada.

PLAN DE ALIMENTACIÓN

A continuación le presentamos un plan de alimentación para acompañar el ayuno intermitente por un periodo de veintiún (21) días continuos, se sugiere este plan vaya acompañado de un entrenamiento físico moderado que le permita quemar calorías para bajar de peso. El ayuno intermitente se realizará dos (02) días a la semana ayunando dieciséis (16) horas al día y comiendo durante solo ocho (08) horas. Para someterse a este plan se recomienda goce de buena salud para evitar cualquier complicación que pudiera afectar su salud.

Primera Semana:

DÍA/COMIDA	DESAYUNO	ALMUERZO	CENA
LUNES	Una taza de Té o café sin azúcar. Un yogurt natural con fruta picada.	Pollo asado con vegetales.	Ensalada de atún no enlatado o salmón.
MARTES		Un filete de pescado al horno o asado. Ensalada mixta.	Pechuga de pollo o pavo con vegetales al vapor.
MIERCOLES	Una rebanada de pan integral tostado con requesón. Una taza de Té o café sin azúcar.	Milanesa de pollo a la plancha. Salteado de brócoli, zanahoria y coliflor.	Una taza de crema de auyama o apio.
JUEVES		Un bistec a la plancha. Una papa pequeña al vapor. Ensalada verde.	Una taza de lentejas. Una taza de lechosa.

VIERNES	Tres huevos revueltos con espinaca. Una taza de Té o café sin azúcar.	Un pescado hervido. Ensalada mixta.	Jamón de pavo o salmón con ensalada de lechuga, pepino y célery.
SABADO	Medio plátano maduro con requesón. Un vaso de jugo de naranja natural	Pollo al horno. Ensalada de tomate, zanahoria y coliflor.	Consomé desgrasado de pollo.
DOMINGO	Una panqueca de cambur con avena puede acompañar de miel y fresas naturales. Una mandarina.	Carne molida con vegetales. Ensalada cruda.	Un wraps de pollo o de atún natural sin salsas.

Segunda Semana:

DÍA/COMIDA	DESAYUNO	ALMUERZO	CENA
LUNES	Dos huevos cocidos con espinaca toda la que desee. Una taza de té o café sin azúcar.	Un filete de pescado a la parrilla. Ensalada de lechuga, tomate y pepino.	Coliflor, auyama, vainitas. Una compota de manzana sin azúcar.
MARTES		Pollo salteado con vegetales. Medio plátano al horno.	Dos huevos revueltos con vainitas. Zumo de piña.
MIERCOLES	Zumo de fruta sin azúcar. Una rebanada de pan integral con una lonja de jamón de pavo.	Un bistec a la parrilla. Puré de papas. Ensalada verde.	Consomé desgrasado de pollo.
JUEVES		Un pescado hervido. Ensalada mixta.	Tres huevos revueltos con

			espinaca y célery.
VIERNES	Ensalada de atún no enlatado o salmón. Zumo de naranja sin azúcar.	Una pechuga de pollo mediana rellena de vegetales. Ensalada de espinaca.	Una taza de lentejas.
SABADO	Un yogurt natural con fresas picadas sin azúcar.	Una taza de sopa de pollo. Medio plátano horneado con queso requesón. Zumo de frutas sin azúcar.	Milanesa de pollo a la parrilla con vegetales.
DOMINGO	Una taza de crema de apio o auyama. Té o café sin azúcar.	Un bistec a la plancha. Vegetales salteados.	Jamón de pavo o salmón con ensalada de lechuga, pepino y célery.

Tercera Semana:

DÍAS	DESAYUNO	ALMUERZO	CENA
LUNES	Una panqueca de cambur con avena puede acompañar de miel y fresas naturales. Té o café sin azúcar.	Pollo al horno. Ensalada de tomate, zanahoria y coliflor.	Consomé desgrasado de pollo.
MARTES		Un bistec a la plancha. Coliflor gratinado con queso bajo en sal. Zumo de naranja sin azúcar.	1 wraps de pollo con vegetales sin salsas.
MIERCOLES	Una rebanada de pan integral tostado con requesón. Una taza de Té o café sin azúcar.	Milanesa de pollo. Salteado de brócoli, zanahoria y coliflor.	Dos huevos sancochados. Ensalada de aguacate, tomate y lechuga.
JUEVES		Carne molida con vegetales.	Una taza de crema de

		Ensalada cruda.	auyama o apio.
VIERNES	Un yogurt natural con fruta picada. Una taza de Té o café sin azúcar.	Un filete de pescado a la parrilla. Ensalada de lechuga, tomate, vainitas y pepino.	Jamón o salmón con ensalada de lechuga, pepino y célery.
SABADO	Zumo de fresa con avena sin azúcar. Una taza de Té o café sin azúcar.	Pescado hervido. Puré de verduras. Ensalada verde.	Tres huevos revueltos con espinaca y célery.
DOMINGO	Una panqueca de cambur con avena puede acompañar de miel y fresas naturales. Una mandarina.	Pollo a la parrilla. Ensalada de tomate, zanahoria y coliflor.	Ensalada de atún no enlatado o salmón.

Meriendas: Los días en que no se realiza el ayuno intermitente se pueden hacer dos (02) meriendas diarias una a media mañana y la otra a media tarde, los alimentos sugeridos para estas meriendas son los

242

siguientes: yogurt natural, compotas de frutas sin azúcar, un puñito de frutos secos, una taza de cotufas o una ración pequeña de frutas como piña, naranja y toronja.

Se recomienda ingerir por lo menos ocho (08) vasos de agua al día.

PLAN DE EJERCICIOS

Antes de comenzar con nuestro plan de ejercicios le recomendamos que si usted es una persona sedentaria que no realiza actividades físicas con frecuencia deberá primero iniciar su rutina de ejercicios con una caminata corta todos los días aproximadamente entre veinte (20) y treinta (30) minutos esto con la finalidad que usted pueda ir acondicionando su cuerpo y organismo para una actividad física con mayor exigencia en los días posteriores. Después de dos (02) o tres (03) semanas de caminata dependiendo esto de sus condiciones físicas, usted podrá dar inicio a la rutina de ejercicios que le vamos a sugerir a continuación, le recordamos que todos los organismo no son iguales y reacciona diferente ante ciertos estímulos y/o actividades es por eso que solo usted es capaz de determinar en qué momento está preparado para dar el siguiente paso, si usted realiza un entrenamiento progresivo cumplirá con el objetivo de no causar daños ni perjudicar su salud. También es importante resaltar que los días en que se realiza el ayuno intermitente no se sometan a una rutina de ejercicios fuertes antes de ingerir su primera comida del día ya que esto podría causar efectos contraproducentes.

Ahora si daremos inicio a nuestro plan de ejercicios sugerido:

Se recomienda realizar esta rutina por lo menos cinco (05) días a la semana y descansar dos (02) los días pueden elegirlos de acuerdo a su conveniencia el descanso podría ser dos (02) días consecutivos o hacerlo intercalados eso queda a su criterio.

Antes de comenzar cualquier actividad física es fundamental un estiramiento y calentamiento del cuerpo para mantener los músculos y articulaciones en optima condiciones y evitar así posibles lesiones, este calentamiento debe ser de cinco a diez minutos máximo.

Una vez culminado el calentamiento o estiramiento se sugiere realizar ejercicios cardiovasculares o aeróbicos durante un tiempo de veinte (20) minutos, como por ejemplo: trotar, bailar, saltar la cuerda, manejar bicicleta, subir escaleras o una caminata rápida).

Posterior a los ejercicios cardiovasculares o aeróbicos comenzamos con un entrenamiento que nos permita ejercitar todo nuestro cuerpo que detallamos a continuación:

12. **Sentadillas:** La forma correcta de hacerla es colocar los pies separados al ancho de los hombros, mantener la cabeza horizontal, la rodilla durante la flexión no debe sobrepasar la punta de los pies y se debe mantener la espalda recta durante el movimiento (ejecutar tres (03) series de doce (12) repeticiones cada una).

13. **Lunges (las zancadas):** Se debe dar un paso hacia adelante, las manos se colocan en la cintura y se flexiona la rodilla de la pierna con la que se dio el paso hacia adelante y la rodilla de la pierna que queda atrás se lleva al nivel del piso, es necesario mantener la espalda recta para ejecutar este movimiento (ejecutar tres (03)

series de diez (10) repeticiones en cada pierna).

14. Al culminar los movimientos con una pierna se cambia a la otra.

15. **Sentadilla sumo:** Debe colocar los pies separados, la punta de los pies deben mirar hacia afuera se debe mantener la espalda recta en todo momento, las manos pueden ir al frente o apoyadas en la cintura y flexionar las rodillas como si se fueran a sentar (ejecutar tres (03) series de diez (10) repeticiones cada una).

16. **Jumping jacks (salto de tijeras):** Consiste en realizar un salto y simultáneamente abrir y cerrar las piernas, es decir, al abrir las piernas se suben los brazos y al cerrar las piernas los brazos se bajan (ejecutar tres (03) series de quince (15) repeticiones cada una).

17. **Donkey kicks (patadas de burro):** Se debe posicionar en el piso apoyando las rodillas y las manos en el mismo, baja el dorso y apoya los codos, mantén la espalda recta, el cuello relajado y la mirada debe ir al suelo cuando eleve la

pierna hacia atrás, dando una patada con el talón. Durante la ejecución de este ejercicio debes mantener el abdomen y los glúteos contraídos (ejecutar tres (03) series de doce (12) repeticiones en cada pierna).

18. **Liying leg lifts (levantamiento de piernas):** Debe estar recostado en el suelo de lado y se procede a elevar la pierna recta hacia arriba contrayendo el abdomen y los glúteos al terminar con una pierna se procede a cambiar de posición y comenzar con la otra pierna (ejecutar tres (03) series de diez (10) repeticiones con cada pierna).

19. **Flexiones de pecho:** Se debe apoyar la palma de la mano a la altura del pecho en el suelo, pegar el pecho y el abdomen al suelo los codos deben apuntar hacia atrás y no hacia los lados, mantener el cuerpo erguido y la espalda totalmente recta, las piernas juntas y apoyar en el suelo la punta de los pies debes despegar el cuerpo del piso y luego volver a bajarlo. Si no

puedes soportar el peso de tu cuerpo puedes apoyar las rodillas y solo realizar elevación de pecho (ejecutar tres (03) series de ocho (08) repeticiones cada una).

20. **Abdominales (elevaciones de tronco):** Parte desde la posición de cúbito dorsal (posición corporal acostado boca arriba) se flexionan las piernas apoyando la planta de los pies en el suelo, se colocan las manos en la parte de atrás del cuello y se despegan ligeramente del suelo los hombros, se contrae el abdomen y eleva el tronco sin separar la zona lumbar del suelo, posteriormente se retoma a la posición inicial sin apoyar los hombros en el suelo (ejecutar (03) series de quince (15) repeticiones cada una).

21. **Abdominales (elevaciones de piernas):** Parte desde la posición de cúbito dorsal (posición corporal acostado boca arriba) se unen las dos piernas estiradas, pies juntos y rodillas ligeramente flexionadas se elevan las piernas aproximadamente formando un ángulo de 80° y

se bajan lentamente sin que toquen el suelo (ejecutar tres (03) series de doce (12) repeticiones cada una).

22. **Plancha abdominal:** Se colocan las palmas de las manos en el suelo, se debe alinear las muñecas a los codos hasta que forme una línea recta, se debe posicionar como si fuera a hacer una flexión, se deben colocar los pies juntos y que los dedos de los pies conecten con el suelo, contraer los glúteos y el abdomen y se mantiene la espalda recta se mira hacia el piso y se mantiene en esta posición sin moverse de diez (10) a treinta (30) segundo.

Al finalizar todos los ejercicios se hace necesario realizar un estiramiento para que los músculos puedan recuperarse en el menor tiempo posible del esfuerzo físico al que fueron sometidos y disminuir de esta manera la posibilidad de que pueda padecer algún tipo de sobrecarga, lesión o calambres.

Lo ideal sería que usted realizará esta rutina de ejercicios completa cinco (05) días a la semana y a medida que vaya avanzando en su entrenamiento incrementar el número de repeticiones y la cantidad de series, todo va a depender de su resistencia, evolución y determinación para realizar el entrenamiento aquí sugerido.

DESPEDIDA

Hemos llegado al final del texto y, como podrás haber notado, el ayuno intermitente tiene muchos más factores dentro y fuera de él que una simple restricción calórica y una pérdida de peso mágico, que de mágico no tiene nada. Lo hemos visto, es el cuerpo funcionando de diversas formas y haciendo su trabajo correctamente al nosotros darle las condiciones más optimas posibles.

Cuando estamos buscando implementar cambios en nuestra vida, los primeros pasos siempre son complicados. Si eres nuevo con esta forma de alimentación y te ha costado adaptarte a los horarios y a las comidas, no te preocupes, es totalmente normal que nuestro cuerpo y mente batallen contra los cambios y busquen volver a su anterior normalidad. Lo importante de las primeras semanas es no dejar de intentarlo y aunque falles un día volver a hacerlo al día siguiente hasta que comiences a mejorar.

Normalmente las personas que se acercan a los cambios de alimentación vienen con muchas cosas por detrás: problemas emocionales, baja autoestima, problemas de salud e incluso presión social. Estos temas no son muy tocados por los textos de alimentación y ejercicio. De alguna forma se busca crear un ambiente demasiado positivo y lejano a los malestares que en realidad sí aquejan a las personas y sí afectan al rendimiento. Estos son problemas que tienen que ponerse sobre la mesa y que no pueden ser ignorados y sepultados detrás de una comida sana o un ejercicio intenso, esto es un enfoque muy equivocado y perjudicial para el mundo del fitness y de la salud.

Se ha dicho varias veces en estas páginas que cada persona es distinta y tiene diferentes reacciones y procesos. Sin duda alguna esto es uno de los factores que determinan el cómo vas a realizar tu proceso de cambio y cuáles son tus oportunidades y debilidades ante este nuevo reto de vida. Es importante que tú, como individuo, seas capaz de reconocer la historia que hay detrás de tu deseo de adelgazar o de mejorar tu salud. Puede ser que tengas unos kilos demás que te afectan profundamente a la autoestima, quizás tienes alguna enfermedad que te ha estado acechando y has llegado demasiado agotado a este punto, incluso quizás tengas algún trastorno alimenticio que tratas de esconder detrás de esto.

Antes de comenzar a hacer estos cambios, y, ciertamente, cualquier cambio que necesites en tu vida, debes sentarte y mirar en tu interior. ¿Por qué estás haciendo esto? ¿Lo quieres de verdad, lo necesitas, o lo haces porque otras personas te presionaron para eso? Si bien ya hemos visto que el ayuno intermitente tiene inmensos beneficios, esto no quiere decir que debas hacerlo sí o sí. Si no te apetece llevarlo a cabo no debes hacerlo. Sobre tu cuerpo y las formas en las que lo quieres mejorar debes decidir tú. La última palabra siempre la tendrás tú y es crucial que lo tengas siempre en mente.

No hay que dejarse arrastrar por los conflictos, es cierto, pero también hay que ser conscientes de nuestros padecimientos para poder afrontarlos de la mejor forma posible y para que el enfrentamiento sea realmente efectivo. Es imposible tapar con un dedo el mar de inseguridades y conflictos que cada quien carga sobre sus hombros. Vamos a hacernos algunas preguntas a nosotros mismos para conocernos un poco mejor:

- ¿Qué es lo primero que cambiarías en tu vida?

- ¿Estás haciendo lo que quieres, o solo te conformas?

- ¿Qué te hace más feliz?

- ¿Qué te detiene a hacer lo que quieres?

Estas preguntas las puedes responder enfocándote en el tema de esta nueva vida alimenticia. Sin embargo, puedes usarlas para lo que necesites. Es importante para los fines de este texto que conozcas aquello que quieres y que necesitas en torno a tu alimentación, es por eso por lo que haremos unas preguntas con este enfoque:

- ¿Cómo es tu relación con la comida?

- ¿Sientes angustia al pensar en la comida o en

dietas?

- ¿Hay presión social sobre ti cuando se trata de adelgazar?

- ¿Te sientes bien con tu cuerpo?

Algunas de estas preguntas quizás sean complicadas de responder. Puede que te tome algunos minutos e incluso días de pensamientos el llegar a una respuesta verdaderamente sincera. Por suerte tienes todo el tiempo que necesites.

No dejemos de lado que la conducta humana se rige por hábitos, y de la misma forma que hemos creado hábitos incorrectos podemos corregirlos, pero esto no es tan fácil cuando no hay un interés real en crear este nuevo hábito, por lo que es indispensable que haya satisfacción de por medio. Si buscamos cambiar nuestra vida con desgano y condescendencia, no lograremos crear hábitos sanos y siempre estaremos corriendo el riesgo de perder todo el esfuerzo invertido y recaer en las viejas costumbres. ¿Cómo creamos hábitos que nos interesen? Siendo conscientes de lo que nos ocurre y de lo que realmente necesitamos y queremos. Para esto no existe una fórmula mágica, es sencillamente trabajar sobre sí mismo.

Para lograr llegar a la meta, debemos saber de dónde partimos. ¡Mucha suerte!

Si te ha gustado este libro, por favor hazme saber tus pensamientos dejando una breve reseña en Amazon o en Audible . Gracias!

Lightning Source UK Ltd.
Milton Keynes UK
UKHW050656150121
376872UK00029B/732

9 781801 577977